I0050675

Beate Kern

Arzneimittel für seltene Erkrankungen

Evidenzlevel der Wirksamkeitsstudien, Frühe Nutzenbewertung und
Preisentwicklung in Deutschland

SCHRIFTENREIHE MASTERSTUDIENGANG CONSUMER HEALTH CARE

herausgegeben von Prof. Dr. Marion Schaefer

ISSN 1869-6627

11   *Denny Lorenz*
Development of a Standard Report for Signal Verification on Public Adverse
Event Databases
ISBN 978-3-8382-0432-1

12   *Kerstin Bendig*
Risikomanagement in der Arzneimittelsicherheit
Ansätze zur Effektivitätsbewertung von Risikominimierungsmaßnahmen in den USA und
Europa im Vergleich
ISBN 978-3-8382-0438-3

13   *Dirk Klintworth*
Reporting Guidelines und ihre Bedeutung für die Präventions- und
Gesundheitsförderungsforschung
ISBN 978-3-8382-0448-2

14   *Judith Weigel*
Schwangerschaft bei Frauen mit und ohne Autoimmunerkrankungen
Ein Vergleich hinsichtlich der mütterlichen Charakteristika und des Ausgangs der
Schwangerschaft
ISBN 978-3-8382-0468-0

15   *Christopher Funk*
Mobile Softwareanwendungen (Apps) im Gesundheitsbereich
Entwicklung, Marktbetrachtung und Endverbrauchermeinung
ISBN 978-3-8382-0493-2

16   *Carmen Flecks*
Auf der Suche nach Psychotherapie
Bedarfsplanung für die Psychotherapie unter besonderer Berücksichtigung des
Versorgungsstrukturgesetzes 2012 (GKV-VStG)
ISBN 978-3-8382-0498-7

17   *Beate Kern*
Arzneimittel für seltene Erkrankungen
Evidenzlevel der Wirksamkeitsstudien, Frühe Nutzenbewertung und Preisentwicklung in
Deutschland
ISBN 978-3-8382-0762-9

Beate Kern

ARZNEIMITTEL FÜR
SELTENE ERKRANKUNGEN:

Evidenzlevel der Wirksamkeitsstudien,
Frühe Nutzenbewertung und
Preisentwicklung in Deutschland

ibidem-Verlag
Stuttgart

Bibliografische Information der Deutschen Nationalbibliothek
Die Deutsche Nationalbibliothek verzeichnet diese Publikation in der Deutschen Nationalbibliografie; detaillierte bibliografische Daten sind im Internet über http://dnb.d-nb.de abrufbar.

Bibliographic information published by the Deutsche Nationalbibliothek
Die Deutsche Nationalbibliothek lists this publication in the Deutsche Nationalbibliografie; detailed bibliographic data are available in the Internet at http://dnb.d-nb.de.

∞

Gedruckt auf alterungsbeständigem, säurefreien Papier
Printed on acid-free paper

ISSN: 1869-6627

ISBN: 978-3-8382-0762-9

© *ibidem*-Verlag
Stuttgart 2014

Alle Rechte vorbehalten

Das Werk einschließlich aller seiner Teile ist urheberrechtlich geschützt. Jede Verwertung außerhalb der engen Grenzen des Urheberrechtsgesetzes ist ohne Zustimmung des Verlages unzulässig und strafbar. Dies gilt insbesondere für Vervielfältigungen, Übersetzungen, Mikroverfilmungen und elektronische Speicherformen sowie die Einspeicherung und Verarbeitung in elektronischen Systemen.

All rights reserved. No part of this publication may be reproduced, stored in or introduced into a retrieval system, or transmitted, in any form, or by any means (electronic, mechanical, photocopying, recording or otherwise) without the prior written permission of the publisher. Any person who does any unauthorized act in relation to this publication may be liable to criminal prosecution and civil claims for damages.

Printed in Germany

Inhaltsverzeichnis

Tabellenverzeichnis

Abbildungsverzeichnis

Abkürzungsverzeichnis

AMG	Gesetz über den Verkehr mit Arzneimitteln
AMNOG	Gesetz zur Neuordnung des Arzneimittelmarktes in der gesetzlichen Krankenversicherung
AM-NutzenV	Arzneimittel-Nutzenbewertungsverordnung
ANSG	Apothekennotdienstsicherstellungsgesetz
COMP	Committee for Orphan Medicinal Products
CRM	Commission on Reimbursement of Medicines
DRG-System	Diagnosis Related Groups-Fallpauschalensystem
EBM	Evidence based medicine
EG	Europäische Gemeinschaft
EMA	European Medicines Agency (früher: EMEA)
EPAR	European Public Assessment Report
EU	Europäische Union
FDA	Food and Drug Administration
G-BA	Gemeinsamer Bundesausschuss
GKV	Gesetzliche Krankenversicherung
GKV-SV	Spitzenverband Bund der Krankenkassen
IQWiG	Institut für Qualität und Wirtschaftlichkeit im Gesundheitswesen
NB	Nutzenbewertung
PZN	Pharmazentralnummer
SGB V	5. Sozialgesetzbuch
Taxe-VK	Verkaufspreis laut Lauer-Taxe
VerfO	Verfahrensordnung

Zusammenfassung

Ziel:

Der Nutzen von Arzneimitteln sollte nach Stand der aktuellen Wissenschaft durch die bestmögliche Evidenz belegt werden. In der Masterarbeit soll untersucht werden, inwieweit und mit welchen Einschränkungen es möglich ist, mit Arzneimitteln für seltene Erkrankungen Studien mit hohem Evidenzlevel durchzuführen. Gleichzeitig soll geprüft werden, ob die Evidenzlevel der Studien einen Einfluss auf die Zulassung durch die EMA, den Beschluss des G-BA in der Frühen Nutzenbewertung und mittels des festgestellten Ausmaßes des Zusatznutzens auf die Preisverhandlungen zur Festsetzung des Erstattungsbetrages haben.

Methode:

Der Website der EMA wurde eine Übersicht der Entscheidungen zu Arzneimitteln für seltene Erkrankungen im Zeitraum von Januar 2011 bis Juni 2014 entnommen. Aus den zu allen Zulassungen veröffentlichten EPAR wurden die relevanten Wirksamkeitsstudien nach den Kriterien ausgewählt, dass es sich um Pivotalstudien bzw. Main Studies oder Supportive Studies mit patientenrelevanten Wirksamkeitsendpunkten handelt. Die wesentlichen Charakteristika der Studien wurden tabellarisch aufbereitet und daraus die Evidenzlevel bestimmt.

Aus den Veröffentlichungen der Website des G-BA wurden parallel der Verfahrensstand der Frühen Nutzenbewertungen zu Orphan drugs und aus den bereits dazu vorliegenden Dokumenten weitere wesentliche Angaben zusammengetragen. Insbesondere wurde das festgestellte Ausmaß des Zusatznutzens betrachtet, die Größe der Patientenpopulationen und die eingereichten Wirksamkeitsstudien, für die die Evidenzlevel und das Verzerrungspotential bestimmt wurden.

Zu allen Arzneimitteln für seltene Erkrankungen mit Entscheidungen der EMA im Zeitraum von Januar 2011 bis Juni 2014 wurden in der Lauer-Taxe die Pharmazentralnummern der auf dem deutschen Markt befindlichen Arzneimittelpackungen bestimmt und deren Preisentwicklung bis zum Stand 15.07.2014 beobachtet. Errechnet wurde jeweils die prozentuale Differenz vom Preis am Tag der Markteinführung zum Preis nach einem Jahr sowie zum aktuellen Preis, sodass Einflüsse der stattgefundenen Preisverhandlungen über Erstattungsbeträge sichtbar und vergleichbar werden.

Ergebnisse:

Im Zeitraum Januar 2011 bis Juni 2014 wurden 33 Entscheidungen der EMA zu Arzneimitteln für seltene Erkrankungen getroffen. 91 % wurden zugelassen, bei 9 % dieser Anträge wurde die Zulassung versagt. In den Zulassungsunterlagen waren insgesamt 111 Wirksamkeitsstudien enthalten.

Das Evidenzlevel der betrachteten Studien wurde in 44 % der Fälle mit der Stufe I b bewertet, 54 % mit Stufe IV und 2 % mit Stufe V. 44 % der Studien wurden als Randomized Controlled Trial (RCT) durchgeführt. 23 % der Studien hatten einen Placebo-Arm. Immerhin 58 % der Studien wurden in einem Design geprüft, in dem es keinen geeigneten Komparator gab, d.h. es wurde weder gegen Standardtherapie noch Placebo oder Nichtbehandlung bzw. „Best Supportive Care" geprüft.

Als Wirksamkeitsendpunkt wurde in 41 % der Studien Mortalität gewählt, in 99 % ein Endpunkt der Kategorie Morbidität und in 33 % wurde die Lebensqualität als einer der patientenrelevanten Endpunkte untersucht.

Bezogen auf die 33 Wirkstoffe wurde bei 82 % der Wirkstoffe mindestens ein RCT durchgeführt, davon bei 48 % der Wirkstoffe mit einem Placebo-Arm. Bei 91 % der Wirkstoffe wurde eine Studie eingereicht, deren Studiendesign keinen geeigneten Komparator umfasste. Für 18 % der Wirkstoffe wurde gar keine Studie eingereicht, in der gegen einen geeigneten Komparator geprüft wurde.

Aktuell (Stand Ende Juli 2014) haben erst 11 Orphan drugs das Verfahren der Frühen Nutzenbewertung nach §35a SGB V durchlaufen. Ein Arzneimittel wurde aufgrund der Geringfügigkeit des zu erwartenden Umsatzes freigestellt. Sieben Arzneimittel befinden sich gegenwärtig im Verfahren. Bei drei Arzneimitteln lagen ausschließlich Studien mit dem Evidenzlevel IV zur Nutzenbewertung vor, für die der Beschluss eines „nicht quantifizierbaren Zusatznutzens" bezogen auf alle Patientenpopulationen (insgesamt sechs) getroffen wurde. Die Entscheidung „nicht quantifizierbar" erhielt allerdings auch ein Arzneimittel durch Beschluss des G-BA, obwohl vier Studien mit Evidenzlevel I b und niedrigem Verzerrungspotential vorlagen. Bei den sieben Arzneimitteln, zu denen mindestens eine Studie mit Evidenzlevel I b und niedrigem Verzerrungspotential vorlagen, wurde das Ausmaß des Zusatznutzens vom G-BA mit „gering", bei einem Arzneimittel mit „beträchtlich" bestimmt.

Eine Aussage zu den Auswirkungen der Qualität der zur Frühen Nutzenbewertung eingereichten Studien auf die festgestellte Quantifizierung des Zusatznutzens und auf die weitere Preisentwicklung kann aufgrund der bisher sehr eingeschränkten Datenlage nur mit Vorsicht getroffen werden.

Schlussfolgerungen:

Für Patienten mit seltenen Erkrankungen werden in zunehmendem Maße neue Therapien als so genannte „Nischenprodukte" entwickelt. Die Durchführung von klinischen Studien bestmöglicher Qualität wird durch die besonderen Voraussetzungen aus methodischen und ethischen Gründen erschwert, wie die vorliegende Arbeit bestätigt. Im bislang festzustellenden Trend scheinen die Frühe Nutzenbewertung und die Preisverhandlungen zu den Erstattungsbeträgen in die Richtung ihrer vorgesehenen Intention zu gehen. Die empirische Untersuchung der Masterarbeit zeigt, dass die Evidenzlevel der vorgelegten Studien einen Einfluss auf das vom G-BA festgestellte Ausmaß des Zusatznutzens sowie die Festsetzung der Erstattungsbeträge haben.

1. Einleitung

Um Patienten mit seltenen Erkrankungen einen besseren Zugang zu innovativen Arzneimitteln zu ermöglichen und wirtschaftlich attraktive Vermarktungsmöglichkeiten als Anreiz für eine verstärkte Forschungstätigkeit zu schaffen, wurden auf Ebene der Europäischen Gemeinschaft ebenso wie in einigen außereuropäischen Ländern wie den USA, Japan, Singapur und Australien verschiedene Fördermaßnahmen initiiert.

Auch das mit Wirkung zum 01.01.2011 in Deutschland eingeführte Verfahren der Frühen Nutzenbewertung nach §35a SGB V sieht für Orphan drugs (Arzneimittel für seltene Erkrankungen) Sonderregelungen vor. Ein Zusatznutzen wird per se aufgrund der bereits auf EU-Ebene von der EMA getroffenen Anerkennung der Orphan designation als belegt anerkannt, jedoch muss das Ausmaß des Zusatznutzens vom pharmazeutischen Unternehmer gegenüber dem G-BA dargelegt werden, der einen Beschluss zu dessen Quantifizierung zu treffen hat. Diese Sonderregelung gilt so lange, wie der Umsatz des Arzneimittels mit der gesetzlichen Krankenversicherung innerhalb von zwölf Kalendermonaten einen Betrag von 50 Millionen Euro nicht übersteigt. Wenn der dauerhaft zu erwartende Umsatz eines Arzneimittels mit der gesetzlichen Krankenversicherung einen Betrag von 1 Million Euro innerhalb von 12 Kalendermonaten nicht überschreitet, kann der pharmazeutische Unternehmer beim G-BA eine komplette Freistellung von der Nutzenbewertung beantragen.

Bezüglich der für die Frühe Nutzenbewertung vorzulegenden Studien bestmöglicher Evidenz besteht für die Arzneimittel für seltene Erkrankungen das Dilemma, dass die Durchführung dieser Studien aufgrund der zwangsläufig kleinen Anzahl betroffener Patienten häufig große methodische Probleme bereitet. Diese können nur zum Teil durch bestehende Sonderregelungen für derartige Zulassungsstudien kompensiert werden.

Alle Ansätze zum Wohle der Patienten bewegen sich im Spannungsverhältnis der verschiedenen Interessen. IQWiG und G-BA möchten Belege von hoher Qualität sehen, die kostenintensive Studien bedingen und die Voraussetzung, dass die Umsetzung unter den besonderen Rahmenbedingungen der seltenen Erkrankungen beim aktuellen Stand der Wissenschaft möglich ist. Die pharmazeutischen Unternehmer möchten wirtschaftlich agieren (1). Die Krankenkassen möchten möglichst niedrige Arzneimittelkosten erzielen, ihnen ist bereits der Zeitraum von einem Jahr freier Preisbildung nach Markteintritt zu lang (2). So ist es Aufgabe des Gesetzgebers und der mit den nachfolgenden Aufgaben betrauten Institutionen, die regulatorischen Maßstäbe so differenziert zu setzen, dass ein Interessenausgleich mit den bestmöglichen Chancen für die Patienten entstehen kann.

2. Ziel- und Aufgabenstellung

Grundsätzlich sollte man davon ausgehen können, dass bei Vorlage von Studien mit hohem Evidenzlevel eine zügige Zulassung durch die EMA erfolgen, die Frühe Nutzenbewertung zu einem Beschluss unter Anerkennung einer hohen Wahrscheinlichkeit der Ergebnissicherheit des Belegs führen und das Ausmaß des festgestellten Zusatznutzens in den Preisverhandlungen zur Festsetzung des Erstattungsbetrages Berücksichtigung finden müsste.

Da bei Arzneimitteln für seltene Erkrankungen ein Zusatznutzen mit Anerkennung der Orphan designation bereits als belegt gilt, wird anhand der besonderen Zulassungen von Arzneimitteln für seltene Erkrankungen die These untersucht, ob sich das vom G-BA festgestellte Ausmaß des Zusatznutzens in den Preisverhandlungen wiederfindet und ob es vom Evidenzlevel der vorgelegten Studien beeinflusst wird.

In dieser Masterarbeit soll der gesamte Markteinführungs-Zyklus für Arzneimittel für seltene Erkrankungen in Deutschland betrachtet werden, der aus dem Zulassungsverfahren bei der EMA, der Frühen Nutzenbewertung durch G-BA und IQWiG und der Preisentwicklung nach Inverkehrbringen einschließlich stattgefundener Preisverhandlungen über einen Erstattungsbetrag besteht.

Die vorliegende Untersuchung zu der Frage, inwieweit bisher die Durchführung von Studien bei Arzneimitteln für seltene Erkrankungen mit hohem Evidenzlevel gelungen ist und ob die erzielte Evidenz eine Auswirkung auf das Ergebnis der Frühen Nutzenbewertung und die weitere Preisentwicklung in Deutschland hat, soll einen Beitrag dazu leisten, das bestehende Forschungsdefizit zu verringern.

Dazu wird eine Bestandsaufnahme der im Zeitraum Januar 2011 bis Juni 2014 von der EMA getroffenen Entscheidungen über Zulassungsanträge als Arzneimittel für seltene Erkrankungen und der für diese Orphan drugs in Deutschland durchgeführten Frühen Nutzenbewertungen vorgenommen. Durch Analyse der veröffentlichten Unterlagen können die eingereichten Studien identifiziert und ihr Evidenzlevel bestimmt werden. In der Zusammenschau soll festgestellt werden, inwieweit unter den besonderen Rahmenbedingungen bei Orphan drugs Studien hohen Evidenzlevels durchgeführt wurden. Bereits vorhandene Publikationen ermöglichen darüber hinaus eine Diskussion der für Deutschland bzw. Europa empirisch ermittelten Ergebnisse im internationalen Vergleich.

Obgleich die Datenlage für eine aussagekräftige abschließende Feststellung noch zu gering ist, soll auch die Preisentwicklung der im Zeitraum Januar 2011 bis Juni 2014 von der EMA zugelassenen Arzneimittel für seltene Erkrankungen in Deutschland dargestellt werden. Insbesondere soll der Blick auf bereits stattgefundene Preisverhandlungen zu Erstattungsbeträgen gerichtet werden, um einen möglichen Trend im Einfluss des in der Frühen Nutzenbewertung festgestellten Ausmaßes des Zusatznutzens oder der vorgefundenen Evidenz der Studienlage auf die Preisbildung bzw. die Erstattung bewerten zu können.

3. Material und Methode

3.1 Analyse der Zulassung von Orphan drugs durch die EMA

Von der Website der EMA wurde die Übersicht der Zulassungen für Arzneimittel für seltene Erkrankungen im Zeitraum von Januar 2011 bis Juni 2014 übernommen (http://www.ema.europa.eu, letzter Zugriff am 19.07.2014 (3)).

Von allen Zulassungen wurden die zugehörigen EPAR heruntergeladen und gemäß der Fragestellung analysiert ((4-39)).

Die Wirksamkeitsstudien wurden im Regelfall aus dem Abschnitt 2.5 (clinical efficacy) extrahiert. Da der Aufbau der EPAR nicht völlig konsistent ist, wurden die Studien gegebenenfalls in anderen Abschnitten identifiziert. Die Auswahl der Studien orientiert sich an der Relevanz der Studien, d.h. es wurden die Kriterien dafür festgesetzt, dass es sich um Pivotalstudien bzw. Mainstudies oder Supportive Studies mit patientenrelevanten Wirksamkeitsendpunkten handelt. Die Endpunkte wurden den Rubriken Morbidität, Mortalität und Lebensqualität zugeordnet.

Die vorliegende Masterarbeit beschränkt sich auf eine Auswertung der Wirksamkeitsstudien. Dies entspricht auch der Vorgehensweise des G-BA bei der Bestimmung des Ausmaßes des Zusatznutzens nach der Sonderregelung für Orphan drugs und findet unter der Prämisse statt, dass durch die Anerkennung der Orphan designation durch die EMA ein Zusatznutzen bereits festgestellt worden ist und mit der Zulassung eine positive Nutzen-Schaden-Bilanz aufgestellt wurde.

Die extrahierten Wirksamkeitsstudien werden in die zentrale Auswertungstabelle übernommen. In der Auswertungstabelle (Tabelle 1) erscheinen folgende Angaben:
- Zulassungen (Medicine Name)
- Wirkstoff (Active Substance/Common Name, ATC Code)
- Pharmazeutischer Unternehmer (Marketing Authorisation Holder)
- Zulassungsstatus (Status)
- Datum Zulassung/Versagung (Authorisation Date/Refusal Date)
- Krankheitsbild (Indication)

- Besonderes Zulassungsverfahren (Conditional Approval, Exceptional Circumstances)
- Datum Orphan designation
- Orphan designation
- Zulassungsstudien

Im nächsten Bearbeitungsschritt wurden für die Zulassungsstudien jeweils folgende Angaben ermittelt und zusammengetragen:
- Komparator
- Studiendesign
- Fallzahl
- Wirksamkeitsendpunkte
- Evidenzstufe
- Einbeziehung der Studie in die Frühe Nutzenbewertung

Anhand der in den EPAR vorhandenen Angaben wurden unter Hinzuziehen weiterer Informationsquellen wie Studienregistereinträge oder Publikationen die Einträge in die Auswertungstabelle vorgenommen.

Zentraler empirischer Teil der Masterarbeit ist die Bestimmung der Evidenzlevel der Studien, wobei die Klassifizierung nach §5 Abs. 6 Satz 4 des 5. Kapitels der G-BA-Verfahrensordnung (G-BA VerfO) vorgenommen wird.

Es gelten folgende Evidenzstufen:

I a systematische Übersichtsarbeiten von Studien der Evidenzstufe I b

I b randomisierte klinische Studien

II a systematische Übersichtsarbeiten der Evidenzstufe II b

II b prospektiv vergleichende Kohortenstudien

III retrospektiv vergleichende Studien

IV Fallserien und andere nicht vergleichende Studien

V Assoziationsbeobachtungen, pathophysiologische Überlegungen, deskriptive Darstellungen, Einzelfallberichte, nicht mit Studien belegte Meinungen anerkannter Experten, Konsensuskonferenzen und Berichte von Expertenkomitees.

Die Ergebnisse der Bestimmung der Evidenzlevel der Studien wurden zusammen mit den oben beschriebenen Angaben in Tabelle 2 aufgeführt und mittels deskriptiver Statistik beschrieben.

3.2 Analyse der Frühen Nutzenbewertung von Orphan drugs

Als Datengrundlage für den ersten Schritt der Analyse zur Frühen Nutzenbewertung wurde von der Website des G-BA eine Übersicht aller aufgeführten Verfahren zu Orphan drugs übernommen (www.g-ba.de, letzter Zugriff 23.07.2014 (40)).

Die bereits vorliegenden Beschlüsse des G-BA, die Bewertungen des G-BA und des IQWiG sowie die eingereichten Dossierunterlagen der pharmazeutischen Unternehmer und die Wortprotokolle der mündlichen Anhörungen wurden mit herangezogen. Soweit erforderlich wurden zusätzlich zu den Beschlüssen des G-BA die Dokumente der Tragenden Gründe und der nur teilweise dazu vorliegenden Zusammenfassenden Dokumentation eingesehen. (41-51)

Aus diesen Unterlagen wurden aufbauend auf die Übersicht der Zulassungsentscheidungen der EMA für Arzneimittel für seltene Erkrankungen folgende Angaben ermittelt und in einer Tabelle zusammengetragen:
- Warenzeichen
- Zulassungsstudien (aus dem EPAR)
- Wirkstoff (Angabe G-BA)
- Beginn des Bewertungsverfahrens
- Status des Verfahrens
- Studien der NB
- Evidenzlevel der Studien NB
- Verzerrungspotential der Studien NB
- Patientenpopulationen
- Größe der Patientenpopulationen
- festgestelltes Ausmaß des Zusatznutzens

Für die Studien, die zwar im Verfahren der Frühen Nutzenbewertung, aber noch nicht im Zulassungsverfahren vorgelegt und daher im Abschnitt Zulassung dieser Masterarbeit noch nicht betrachtet wurden, wurden die Evidenzlevel unter Hinzuziehung dafür notwendiger Informationsquellen bestimmt.

Die Ergebnisse sind in Tabelle 3 dargestellt.

3.3 Analyse der Preisentwicklung in Deutschland

Für alle in der Masterarbeit analysierten Arzneimittel, zu denen von der EMA im Zeitraum von Januar 2011 bis Juni 2014 eine Entscheidung über einen Antrag auf Zulassung als Arzneimittel für eine seltene Erkrankung vorlag, wurden folgende Angaben aus der Online-Datenbank Lauer-Fischer (https://www.lauer-fischer.de, letzter Zugriff 31.07.2014) ermittelt bzw. daraus berechnet:

- Datum Aufnahme in die Lauer-Taxe
- PZN Lauer-Fischer Stand 15.07.2014
- Taxe-VK der Packung in Euro Lauer-Fischer zum Datum der Aufnahme
- Taxe-VK der Packung in Euro Lauer-Fischer 1 Jahr nach Aufnahme bzw. ausgewiesener Nutzenbewertungsrabatt
- Taxe-VK der Packung in Euro Lauer-Fischer Stand 15.07.2014
- Nutzenbewertungsrabatt
- Differenz Taxe-VK am Tag der Aufnahme zu 1 Jahr später bzw. zum Stand 15.07.2014 in Prozent berechnet

Die ermittelten und berechneten Ergebnisse werden in Tabelle 4 dargestellt.

4. Ergebnisse der Analyse der Zulassung, der Frühen Nutzenbewertung und der Preisentwicklung

4.1 Zulassungen von Arzneimitteln für seltene Erkrankungen durch die European Medicines Agency im Zeitraum von Januar 2011 bis Juni 2014

Wenn eine Zulassung als Arzneimittel für seltene Erkrankungen angestrebt wird, ist zunächst in einem vorgelagerten Verfahren die Anerkennung eines Orphan-Drug-Status (Orphan designation) bei der EMA zu beantragen. Der Antrag wird bei der EMA vom Committee for Orphan Medicinal Products (COMP) bearbeitet. Dessen Entscheidung in Form einer "Opinion" wird nachfolgend in eine Entscheidung der Europäischen Kommission umgesetzt.

Die Kriterien für die Anerkennung sind in Artikel 3 Absatz 1 der Verordnung (EG) Nr. 141/2000 (52) festgelegt. Demnach muss nachgewiesen werden,

a) dass das Arzneimittel für die Diagnose, Verhütung oder Behandlung einer lebensbedrohenden oder zu chronischer Einschränkung führenden Erkrankung vorgesehen ist, das nicht mehr als fünf von zehntausend Personen in der Europäischen Gemeinschaft betrifft

oder

dass das Arzneimittel für die Diagnose, Verhütung oder Behandlung einer lebensbedrohenden oder zu schwerer Einschränkung führenden oder schweren chronischen Erkrankung vorgesehen ist, welches bei Inverkehrbringen in der Europäischen Gemeinschaft wahrscheinlich ohne eine Förderung nicht genügend Gewinn bringen würde, um die notwendigen Investitionen zu rechtfertigen

und

b) dass bisher in der Europäischen Gemeinschaft noch keine zufriedenstellende Behandlungsmethode zur Diagnose, Verhütung oder Behandlung der betreffenden Erkrankung zugelassen wurde

oder

dass das Arzneimittel, sofern eine solche Behandlungsmethode bereits besteht, von signifikantem Nutzen für die von der Erkrankung Betroffenen sein wird.

Alle Entscheidungen zu Anträgen auf eine Orphan designation werden auf der Website der EMA veröffentlicht. Dort ist eine Übersicht mit sowohl positiven als auch negativen Opinions sowie zurückgezogenen Anträgen und abgelaufenen Entscheidungen zu finden (http://www.ema.europa.eu, letzter Zugriff 02.08.2014). Insgesamt wurden bereits weit über 1.000 Entscheidungen getroffen, davon mit Stand 02.08.2014 nur 18 negative Opinions abgegeben. Allerdings gibt es eine Vielzahl zurückgenommener Anträge, von welchen wahrscheinlich ein großer Teil aufgrund einer bevorstehenden negativen Entscheidung zurückgezogen worden ist. In einer Auswertung der EMA des Zeitraumes 2000 bis 2010 wurde eine Erfolgsrate von etwa 70 % angegeben (53). Nach Angaben des Verbandes der forschenden Pharma-Unternehmen (vfa) werden derzeit mit Stand Juni 2014 rund 1200 Arzneimitteltherapien erprobt, die zwar den Orphan-drug-Status, aber noch keine Zulassung haben (http://www.vfa.de, Zugriff am 02.08.2014 (54)).

Die Orphan designations sind mit dem Datum ihrer Entscheidung in Tabelle 1 für alle dort aufgelisteten Arzneimittel angegeben (55-87).

Da die Hersteller von Arzneimitteln gegen seltene Erkrankungen aufgrund des zwangsläufig kleinen Patientenkreises und entsprechend niedriger Verordnungszahlen relativ geringe Umsätze zu erwarten haben, wurden mit der am 22.01.2000 in Kraft getretenen Verordnung (EG) Nr.141/2000 über Arzneimittel für seltene Erkrankungen Anreize für die Entwicklung dieser Arzneimittel gesetzt.

Insbesondere erleichtert die Einführung eines zentralen Zulassungsverfahrens durch die Verordnung (EG) Nr.726/2004 (88) die Entwicklung und Vermarktung für die Hersteller (89).
Ein wichtiger Anreiz besteht zudem in der grundsätzlich zehnjährigen Marktexklusivität nach Art. 8 der Verordnung (EG) 141/2000. Im Zeitraum von zehn Jahren ab der Zulassung eines Arzneimittels gegen seltene Erkrankungen dürfen die Gemeinschaft und die Mitgliedstaaten keinen Antrag auf Genehmigung für das Inverkehrbringen eines ähnlichen Arzneimittels für dasselbe therapeutische Anwendungsgebiet annehmen, keine Genehmigung erteilen und keinem Antrag auf Erweiterung einer bestehenden Genehmigung zustimmen. Dieses Alleinvertriebsrecht kann jedoch in zwei Fällen eingeschränkt werden:
Auf Antrag eines Mitgliedsstaates kann es nach sechs Jahren zurückgezogen werden, wenn die Kriterien für die Einordnung des Arzneimittels als Orphan Drug nicht mehr zutreffen oder der Preis des Arzneimittels zu hoch ist. Wenn aufgrund

des Preises und der abgesetzten Menge mit dem Arzneimittel Gewinne erwirtschaftet werden, ist die weitere Förderung durch die Marktexklusivität nicht mehr zu rechtfertigen.

Ein weiteres Arzneimittel kann in der gleichen Indikation außerdem zugelassen werden, wenn der Inhaber der Zulassung des ersten Arzneimittels gegen eine seltene Erkrankung dem zweiten Antragsteller seine Zustimmung gibt, wenn er das Arzneimittel nicht in ausreichender Menge liefern kann oder wenn ein Hersteller die Überlegenheit eines zweiten Arzneimittels hinsichtlich der Unbedenklichkeit, Wirksamkeit oder anderer klinischer Aspekte nachweisen kann. An die Stelle der Monopolstellung tritt dann eine Marktexklusivität für die zugelassenen Arzneimittel nebeneinander gegenüber Dritten.

Da seltene Erkrankungen häufig bei Neugeborenen und Kindern auftreten, wird der dort besonders dringende Bedarf an Arzneimittelentwicklungen durch den Anreiz einer erweiterten Marktexklusivität über zwölf Jahre gefördert.

Weitere finanzielle Förderungsmaßnahmen zur Entwicklung, Erforschung und Vermarktung wurden auf Gemeinschaftsebene vor allem für kleine und mittlere Unternehmen geschaffen, wie im Rahmen von Beratungen (scientific advice) durch die EMA, ermäßigte Gebühren und Forschungsförderungsprogramme.

Die folgende Tabelle (Tabelle 1) zeigt eine Übersicht aller Entscheidungen über Zulassungsanträge als Arzneimittel für seltene Erkrankungen bei der EMA aus dem Zeitraum vom 01.01.2011 bis 30.06.2014. Dieser Zeitraum wurde gewählt, da er die Zeit seit Einführung der Frühen Nutzenbewertung nach §35a SGB V bis in die nahe Gegenwart umfasst. Die Entscheidungen der EMA werden auf der Website der EMA veröffentlicht (http://www.ema.europa.eu/ema/, letzter Zugriff 19.07.2014 (3)).

Im Zeitraum Januar 2011 bis Juni 2014 wurden von der EMA 33 Entscheidungen über Anträge auf Zulassung als Arzneimittel für seltene Erkrankungen getroffen. 30 Arzneimittel (91 %) erhielten eine Zulassung, nur drei Anträge (9 %) wurden versagt. Da generell keine Entscheidungen zu zurückgenommenen oder ausgesetzten Verfahren veröffentlicht werden und deren Anteil daher nicht bekannt ist, muss eine Bewertung unter dieser Einschränkung mit Vorsicht erfolgen.

Eine Zulassung unter den Bedingungen eines „Conditional Approval" kann in Fällen erteilt werden, in denen noch keine ausreichenden Daten zu Wirksamkeit und

Sicherheit vorliegen, aber demnächst verfügbar sind. Aufgrund eines dringenden medizinischen Bedarfs kann bei einer vorläufig positiven Nutzen-Schaden-Abwägung eine jährlich zu verlängernde „Bedingte Zulassung" ausgesprochen werden. Bei sechs Orphan drugs (18 %) führte die Abwägung des überwiegenden Vorteils für die Allgemeinheit gegenüber den ungeklärten Risiken zu einer unmittelbaren Verfügbarkeit auf dem Markt im Conditional Approval (90).

Fünf Orphan drugs (15 %) erhielten im Zulassungsverfahren unter „Exceptional Circumstances" eine jährlich zu erneuernde Zulassung. Diese abweichenden Zulassungsbedingungen können gewährt werden, wenn die Seltenheit einer Erkrankung oder ein zu geringer medizinischer Kenntnisstand oder ethische Gründe die Vorlage ausreichender Wirksamkeits- und Sicherheitsdaten nicht ermöglichen.
In der Tabelle 1 sind zudem alle Studien aufgeführt, die als Wirksamkeitsstudien im EPAR (insbesondere unter 2.5 clinical efficacy) genannt sind und durch Auswertung aller EPAR im Rahmen dieser Masterarbeit identifiziert werden konnten (4-39).

Es handelt sich um insgesamt 111 Studien, die in Tabelle 2 gleich im Anschluss mit ihren relevanten Charakteristika und dem daraus bestimmten Evidenzlevel dargestellt sind.

Tabelle 1: Übersicht aller Entscheidungen über Zulassungsanträge als Arzneimittel für seltene Erkrankungen bei der EMA aus dem Zeitraum vom 01.01.2011 bis 30.06.2014

Medicine Name	Product Number	Active Substance/ Common Name	ATC Code	Marketing Authorisation Holder	Status	Authorisation date/refusal date	Indication	Condition on Approval	Exceptional Circumstance	Datum Orphan designation	Orphan designation	Zulassungsstudien
Sylvant	EMEA /H/C/ 003708	siltuximab	-	Janssen-Cilag International NV	Authorised	22/05/2014	Sylvant is indicated for the treatment of adult patients with multicentric Castleman's disease (MCD) who are human immunodeficiency virus (HIV) negative and human herpesvirus-8 (HHV-8) negative.	no	no	30/11/ 2007	Chimeric-anti-interleukin 6 monoclonal antibody for the treatment of Castleman's disease	CNTO328MCD2001 CNTO328MCD2002
Deltyba	EMEA /H/C/ 002552	delamanid	J04AK06	Otsuka Novel Products GmbH	Authorised	28/04/2014	Deltyba is indicated for use as part of an appropriate combination regimen for pulmonary multi-drug resistant tuberculosis (MDR-TB) in adult patients when an effective treatment regimen cannot otherwise be composed for reasons of resistance or tolerability. Consideration should be given to official guidance on the appropriate use of antibacterial agents.	yes	no	01/02/ 2008	((R)-2-Methyl-6-nitro-2-[4-[4-(4-trifluoromethoxyphenoxy)piperidin-1-yl]phenoxymethyl]-2,3-dihydroimidazo[2,1-b]oxazole for the treatment of tuberculosis	242-07-204 242-07-208 242-10-116
Vimizim	EMEA /H/C/ 002779	recombinant human n-acetylgalactosamine-6-sulfatase (rhgalns)	A16AB12	BioMarin Europe Ltd	Authorised	28/04/2014	Vimizim is indicated for the treatment of mucopolysaccharidosis, type IVA (Morquio A Syndrome, MPS IVA) in patients of all ages.	no	no	24/07/ 2009	Recombinant human N acetylgalactosamine 6 sulfatase for the treatment of mucopolysaccharidosis, type IVA (Morquio A syndrome)	MOR-004 MOR-005 MOR-002 MOR-100 MOR-007 MOR-001 (MorCAP)
Para-aminosalicylic acid Lucane	EMEA /H/C/ 002709	para-aminosalicylic acid	J04AA01	Lucane Pharma	Authorised	07/04/2014	Para-aminosalicylic acid Lucane is indicated for use as part of an appropriate combination regimen for multi-drug resistant tuberculosis in adults and paediatric patients from 28 days of age and older when an effective treatment regimen cannot otherwise be composed for reasons of resistance or tolerability (see section 4.4). Consideration should be given to official guidance on the appropriate use of antibacterial agents.	no	no	17/12/ 2010	Para-aminosalicylic acid for the treatment of tuberculosis	British Medical Research Council 1950, Tuberculosis Chemotherapy Centre 1960, Tuberculosis Chemotherapy Centre Madras 1964, Dawson Tuberculosis Chemotherapy Centre Madras, Dawson 1966, Ramakrishnan 1969, Tuberculosis Chemotherapy Centre Madras Tubercle 1973, British Medical Research Council 1973, Tuberculosis Chemotherapy Centre Madras BMJ 1973

Medicine Name	Product Number	Active Substance/ Common Name	ATC Code	Marketing Authorisation Holder	Status	Authorisation date/refusal date	Indication	Condition Approval	Exceptional Circumstance	Datum Orphan designation	Orphan designation	Zulassungsstudien
Cholic Acid FGK	EMEA /H/C/ 002081	cholic acid	A05AA03	FGK Representative Service GmbH	Authorised	04/04/2014	Cholic acid FGK is indicated for the treatment of inborn errors in primary bile acid synthesis due to Sterol 27-hydroxylase (presenting as cerebrotendinous xanthomatosis, CTX) deficiency, 2- (or α-) methylacyl-CoA racemase (AMACR) deficiency or Cholesterol 7α-hydroxylase (CYP7A1) deficiency in infants, children and adolescents aged 1 month to 18 years and adults.	no	yes	28/10/2009	Cholic acid for the treatment of inborn errors in primary bile acid synthesis responsive to treatment with cholic acid	Study CAC-91-10-10, Study CAC-001-01, Study CAC-002-001, Gonzales et al 2009, Potin et al 2001, Pierre et al 2008, Daugherty et al 1993
Adempas	EMEA /H/C/ 002737	riociguat	C02KX05	Bayer Pharma AG	Authorised	27/03/2014	Chronic thromboembolic pulmonary hypertension (CTEPH) Adempas is indicated for the treatment of adult patients with WHO Functional Class (FC) II to III with inoperable CTEPH, persistent or recurrent CTEPH after surgical treatment, to improve exercise capacity (see section 5.1). Pulmonary arterial hypertension (PAH) Adempas, as monotherapy or in combination with endothelin receptor antagonists, is indicated for the treatment of adult patients with pulmonary arterial hypertension (PAH) with WHO Functional Class (FC) II to III to improve exercise capacity. Efficacy has been shown in a PAH population including aetiologies of idiopathic or heritable PAH or PAH associated with connective tissue disease (see section 5.1).	no	no	20/12/2007	Methyl 4, 6-diamino-2-[1-(2-fluorobenzyl)-1H-pyrazolo [3, 4-b]pyridine-3-yl]-5-pyrimidinyl(methyl)carbamate for the treatment of pulmonary arterial hypertension including chronic thromboembolic pulmonary hypertension	study 11348 (CHEST-1), study 11349 (CHEST-2)) to support the CTEPH indication; study 12934 (PATENT-1), study 12935 (PATENT-2)to support the PAH indication
Cometriq	EMEA /H/C/ 002640	cabozantinib	L01XE	TMC Pharma Services Ltd	Authorised	21/03/2014	Treatment of adult patients with progressive, unresectable locally advanced or metastatic medullary thyroid carcinoma	yes	no	06/02/2009	Cyclopropane-1,1-dicarboxylic acid [4-(6,7-dimethoxy-quinolin-4-yloxy)-phenyl]-amide (4-fluoro-phenyl)-amide, (L)-malate salt for the treatment of medullary thyroid carcinoma	XL184-301 study; XL184-001 (expansion cohort)
Sirturo	EMEA /H/C/ 002614	bedaquiline fumarate	J04A	Janssen-Cilag International N.V.	Authorised	05/03/2014	Indicated for use as part of an appropriate combination regimen for pulmonary multi-drug resistant tuberculosis (MDR TB) in adult patients when an effective treatment regimen cannot otherwise be composed for reasons of resistance or tolerability. See sections 4.2, 4.4 and 5.1. Consideration should be given to official guidance on the appropriate use of antibacterial agents.	yes	no	26/08/2005	(1R,2S) 6-bromo-alpha-2-(dimethylamino)ethyl]-2-methoxy-alpha-(1-naphthyl)-beta-phenyl-3-quinolineethanol for the treatment of tuberculosis	TMC207-C208 Stage 1; TMC207-C208 Stage 2; TMC207-C209

Medicine Name	Product Number	Active Substance/Common Name	ATC Code	Marketing Authorisation Holder	Status	Authorisation date/refusal date	Indication	Condition Approval	Exceptional Circumstance	Datum Orphan designation	Orphan designation	Zulassungsstudien
Opsumit	EMEA/H/C/002697	macitentan	C02KX04	Actelion Registration Ltd	Authorised	20/12/2013	Opsumit, as monotherapy or in combination, is indicated for the long-term treatment of pulmonary arterial hypertension (PAH) in adult patients of WHO Functional Class (FC) II to III. Efficacy has been shown in a PAH population including idiopathic and heritable PAH, PAH associated with connective tissue disorders, and PAH associated with corrected simple congenital heart disease	no	no	27/09/2011	Macitentan for the treatment of pulmonary arterial hypertension	AC-055-302 SERAPHIN
Defitelio	EMEA/H/C/002393	defibrotide	B01AX01	Gentium SpA	Authorised	18/10/2013	Defitelio is indicated for the treatment of severe hepatic veno-occlusive disease (VOD) also known as sinusoidal obstructive syndrome (SOS) in haematopoietic stem-cell transplantation (HSCT) therapy. It is indicated in adults and in adolescents, children and infants over 1 month of age.	no	yes	29/07/2004	Defibrotide for the treatment of hepatic veno-occlusive disease (VOD)	Protocol 2005-01; Protocol 2006-05; Protocol 99-118; FadaCT 2004-000592-33, DF-VOD Trial, Study DF-CUP
Orphacol	EMEA/H/C/001250	cholic acid	A05AA03	Laboratoires CTRS	Authorised	12/09/2013	Orphacol is indicated for the treatment of inborn errors in primary bile-acid synthesis due to 3-hydroxy-5-C27-steroid oxidoreductase deficiency or 4-3-oxosteroid-5-reductase deficiency in infants, children and adolescents agedone month to 18 years and adults.	no	yes	18/12/2002	Cholic acid for the treatment of inborn errors in primary bile acid synthesis	Overview of cases reports for 3β-HSD deficiency
Procysbi	EMEA/H/C/002465	mercaptamine bitartrate	A16AA04	Raptor Pharmaceuticals Europe BV	Authorised	06/09/2013	Procysbi is indicated for the treatment of proven nephropathic cystinosis. Cysteamine reduces cystine accumulation in some cells (e.g. leukocytes, muscle and liver cells) of nephropathic cystinosis patients and, when treatment is started early, it delays the development of renal failure.	no	no	20/09/2010	Cysteamine bitartrate (gastroresistant) for the treatment of cystinosis	RP103-03, RP103-04
Imnovid (previously Pomalidomide Celgene)	EMEA/H/C/002682	Pomalidomide	L04AX06	Celgene Europe Ltd	Authorised	05/08/2013	Imnovid in combination with dexamethasone is indicated in the treatment of adult patients with relapsed and refractory multiple myeloma who have received at least two prior treatment regimens, including both lenalidomide and bortezomib, and have demonstrated disease progression on the last therapy.	no	no	08/10/2009	Pomalidomide for the treatment of multiple myeloma	CC-4047-MM-002 IFM-2009-02 CC-4047-MM-003

29

Medicine Name	Product Number	Active Substance/ Common Name	ATC Code	Marketing Authorisation Holder	Status	Authorisation date/refusal date	Indication	Condition Approval	Exceptional Circumstance	Datum Orphan de-signation	Orphan designation	Zulassungsstudien
Iclusig	EMEA /H/C/ 002695	ponatinib	L01XE24	Ariad Pharma Ltd	Authorised	01/07/2013	Iclusig is indicated in adult patients with: chronic-phase, accelerated-phase or blast-phase chronic myeloid leukaemia (CML) who are resistant to dasatinib or nilotinib, who are intolerant to dasatinib or nilotinib and for whom subsequent treatment with imatinib is not clinically appropriate, or who have the T315I mutation; Philadelphia-chromosome-positive acute lymphoblastic leukaemia (Ph+ ALL) who are resistant to dasatinib, who are intolerant to dasatinib and for whom subsequent treatment with imatinib is not clinically appropriate, or who have the T315I mutation.	no	no	02/02/2010	Benzamide, 3-(2-imidazo[1,2-b]pyridazin-3-ylethynyl)-4-methyl-N-[4-[(4-methyl-1-piperazinyl)methyl]-3-(trifluoromethyl)phenyl] for the treatment of chronic myeloid leukaemia+Benzamide, 3-(2-imidazo[1,2-b]pyridazin-3-ylethynyl)-4-methyl-N-[4-[(4-methyl-1-piperazinyl)methyl]-3-(trifluoromethyl)phenyl] for the treatment of acute lymphoblastic leukaemia	AP24534-07-101; AP24534-10-201
Bosulif	EMEA /H/C/ 002373	bosutinib (as monohydrate)	L01XE14	Pfizer Ltd	Authorised	27/03/2013	Bosulif is indicated for the treatment of adult patients with chronic-phase, accelerated-phase and blast-phase/Philadelphia-chromosome-positive chronic myelogenous leukaemia previously treated with one or more tyrosine-kinase inhibitors and for whom imatinib, nilotinib and dasatinib are not considered appropriate treatment options.	yes	no	04/08/2010	Bosutinib for the treatment of chronic myeloid leukaemia	3160A4-3000-WW, 3160A4-200-WW, Compassionate use setting
Istodax	EMEA /H/C/ 002122	romidepsin	L01XX39	Celgene Europe Ltd	Refused	-	treatment of peripheral T-cell lymphoma (PTCL)	no	no	28/10/2005	(E)-(1S,4S,10S,21R)-7-[(Z)-ethylidene]-4,21-diisopropyl-2-oxa-12,13-tetraazabicyclo[8.7.6]tricos-16-ene-3,6,9,19,22-pentone for the for the treatment of peripheral T-cell lymphoma (nodal, other extranodal and leukaemic/disseminated)	GPI-06-0002 NCI study 1312
NexoBrid	EMEA /H/C/ 000246	concentrate of proteolytic enzymes enriched in bromelain	D03BA03	MediWound Germany GmbH	Authorised	18/12/2012	NexoBrid is indicated for removal of eschar in adults with deep partial- and full-thickness thermal burns.	no	no	30/07/2002	Purified bromelan for the treatment of partial deep dermal and full thickness burns	MW 2002-04-01, MW 2004-11-02, 35-98-910, MW 2012-01-02

Medicine Name	Product Number	Active Substance/Common Name	ATC Code	Marketing Authorisation Holder	Status	Authorisation date/refusal date	Indication	Condition on Approval	Exceptional Circumstance	Datum Orphan designation	Orphan designation	Zulassungsstudien
Adcetris	EMEA /H/C/ 002455	brentuximab vedotin	L01XC12	Takeda Pharma A/S	Authorised	25/10/2012	Adcetris is indicated for the treatment of adult patients with relapsed or refractory CD30+ Hodgkin lymphoma (HL): following autologous stem-cell transplant (ASCT) or; following at least two prior therapies when ASCT or multi-agent chemotherapy is not a treatment option. Adcetris is indicated for the treatment of adult patients with relapsed or refractory systemic anaplastic large-cell lymphoma (sALCL).	yes	no	15/01/2009	Monoclonal antibody against human CD30 for the covalently linked to the cytotoxin monomethylauristatin E for the treatment of Hodgkin Lymphoma+Monoclonal antibody against human CD30 covalently linked to the cytotoxin monomethylauristatin E for for the treatment of anaplastic large-cell lymphoma	SG035-0003 (SG035-003), SG035-0004 (SG035-004), Fallserie ASCT-naiver Patienten
Elelyso	EMEA /H/C/ 002250	taliglucerase alfa	A16AB11	Pfizer Ltd.	Refused	-	treatment of Gaucher disease	no	no	23/03/2010	Taliglucerase alfa for the treatment of Gaucher disease	PB-06-001; PB-06-002 PB-06-003
Glybera	EMEA /H/C/ 002145	alipogene tiparvovec	C10AX10	uniQure biopharma B.V.	Authorised	25/10/2012	Glybera is indicated for adult patients diagnosed with familial lipoprotein lipase deficiency (LPLD) and suffering from severe or multiple pancreatitis attacks despite dietary fat restrictions. The diagnosis of LPLD has to be confirmed by genetic testing. The indication is restricted to patients with detectable levels of LPL protein	no	yes	08/03/2004	Adeno associated viral vector expressing lipoprotein lipase for the treatment of lipoprotein lipase deficiency	Preparation-01, Preparation-02 CT-AMT-010-01; CT-AMT-011-01; CT-AMT-011-02; CT-AMT-011-03
Dacogen	EMEA /H/C/ 002221	decitabine	L01BC08	Janssen-Cilag International N V	Authorised	20/09/2012	Treatment of adult patients aged 65 years and above with newly diagnosed de novo or secondary acute myeloid leukaemia (AML), according to the World Health Organization (WHO) classification, who are not candidates for standard induction chemotherapy.	no	no	08/06/2006	Decitabine for the treatment of acute myeloid leukaemia	DACO-016 study; DACO-017 study
Revestive	EMEA /H/C/ 002345	teduglutide	A16AX08	NPS Pharma Holdings Limited	Authorised	30/08/2012	Revestive is indicated for the treatment of adult patients with short-bowel syndrome. Patients should be stable following a period of intestinal adaptation after surgery.	no	no	11/12/2001	[gly2]-recombinant human glucagon-like peptide for the treatment of short bowel syndrome	Study CL0600-004, Study CL0600-005, Study CL0600-020; Study CL0600-021

Medicine Name	Product Number	Active Substance/Common Name	ATC Code	Marketing Authorisation Holder	Status	Authorisation date/refusal date	Indication	Condition on Approval	Exceptional Circumstance	Datum Orphan designation	Orphan designation	Zulassungsstudien
Jakavi	EMEA/H/C/002464	ruxolitinib (as phosphate)	L01XE18	Novartis Europharm Ltd.	Authorised	23/08/2012	Treatment of disease-related splenomegaly or symptoms in adult patients with primary myelofibrosis (also known as chronic idiopathic myelofibrosis), post-polycythaemia vera myelofibrosis or post-essential-thrombocythaemia myelofibrosis.	no	no	03/04/2009 und 07/11/2008	(R)-3-(4-(7H-pyrrolo[2,3-d]pyrimidin-4-yl)-1H-pyrazol-1-yl)-3-cyclopentylpropanenitril e phosphate for the treatment of myelofibrosis secondary to lycythaemia vera or essential thrombocythaemia+(R)-3-(4-(7H-pyrrolo[2,3-d]pyrimidin-4-yl)-1H-pyrazol-1-yl)-3-cyclopentylpropanenitril e phosphate for the treatment of chronic idiopathic myelofibrosis	INCB 18424-351 (COMFORT-I) INC B424A2-352 (COMFORT-II)
Kalydeco	EMEA/H/C/002494	ivacaftor	R07AX02	Vertex Pharmaceuticals (U.K.) Ltd.	Authorised	23/07/2012	Kalydeco is indicated for the treatment of cystic fibrosis (CF) in patients ages six years and older who have a G551D mutation in the CFTR gene (see sections 4.4 and 5.1).	no	no	08/07/2008	N-(2,4-Di-tert-butyl-5-hydroxyphenyl)-1,4-dihydro-4-oxoquinoline-3-carboxamide for the treatment of cystic fibrosis	VX08-770-102 VX08-770-103.partB Study 105 Study 104 (Part A)
Folotyn	EMEA/H/C/002096	pralatrexate	L01BA05	Allos Therapeutics Ltd	Refused	-	treatment of peripheral T-cell lymphoma	no	no	13/04/2007	Pralatrexate for the treatment of peripheral T-cell lymphoma (nodal, other extranodal and leukaemic/disseminated)	PDX-008, PDX-02.078, PDX-010 PDX-009
Signifor	EMEA/H/C/002052	pasireotide diaspartate	H01CB05	Novartis Europharm Ltd.	Authorised	24/04/2012	Signifor is indicated for the treatment of adult patients with Cushings disease for whom surgery is not an option or for whom surgery has failed.	no	no	08/10/2009	Pasireotide for the treatment of Cushing's disease	study B2305; study B2208 B2208E1 (extension)
Bronchitol	EMEA/H/C/001252	mannitol	R05CB16	Pharmaxis Pharmaceuticals Ltd.	Authorised	13/04/2012	Bronchitol is indicated for the treatment of cystic fibrosis (CF) in adults aged 18 years and above as an add-on therapy to best standard of care.	no	no	07/11/2005	Mannitolum for the treatment of cystic fibrosis	Study DPM-CF-202; Study DPM-CF-301; Study DPM-CF-302; Study DPM-CF-203; Study DPM-CF-201
Xaluprine (previously Mercaptopurine Nova Laboratories)	EMEA/H/C/002022	6-mercaptopurine monohydrate	L01BB02	Nova Laboratories Ltd	Authorised	09/03/2012	Xaluprinen is indicated for the treatment of acute lymphoblastic leukaemia (ALL) in adults, adolescents and children.	no	no	30/04/2009	Mercaptopurine (oral suspension) for the treatment of acute lymphoblastic leukaemia	ausführliche Literaturdaten (Puri-Nethol Tabletten), Survey collective experience

Medicine Name	Product Number	Active Substance/Common Name	ATC Code	Marketing Authorisation Holder	Status	Authorisation date/refusal date	Indication	Condition Approval	Exceptional Circumstance	Datum Orphan designation	Orphan designation	Zulassungsstudien
Vyndaqel	EMEA/H/C/002294	tafamidis	N07XX08	Pfizer Ltd.	Authorised	16/11/2011	Vyndaqel is indicated for the treatment of transthyretin amyloidosis in adult patients with stage-1 symptomatic polyneuropathy to delay peripheral neurologic impairment.	no	yes	28/08/2006	N-methyl D=(2,3,4,5,6-pentahydroxy-hexyl)-ammonium;2-(3,5-dichloro-phenyl)-benzoxazole-6-carboxylate for the treatment of familial amyloid polmneuropathy	Fx-005, Fx-006, Fx1A-201
Plenadren	EMEA/H/C/002185	hydrocortisone	H02AB09	ViroPharma SPRL	Authorised	03/11/2011	Treatment of adrenal insufficiency in adults.	no	no	22/05/2006	Hydrocortisone (modified release tablet) for the treatment of adrenal insufficiency	DC 06/02 (part A); DC 06/02 (part B); Study DC 08/01
Votubia	EMEA/H/C/002311	everolimus	L01XE10	Novartis Europharm Ltd.	Authorised	02/09/2011	Renal angiomyolipoma associated with tuberous sclerosis complex (TSC) Votubia is indicated for the treatment of adult patients with renal angiomyolipoma associated with tuberous sclerosis complex (TSC) who are at risk of complications (based on factors such as tumour size or presence of aneurysm, or presence of multiple or bilateral tumours) but who do not require immediate surgery. The evidence is based on analysis of change in sum of angiomyolipoma volume. Subependymal giant cell astrocytoma (SEGA) associated with tuberous sclerosis complex (TSC) Votubia is indicated for the treatment of patients with subependymal giant cell astrocytoma (SEGA) associated with tuberous sclerosis complex (TSC) who require therapeutic intervention but are not amenable to surgery. The evidence is based on analysis of change in SEGA volume. Further clinical benefit, such as improvement in disease-related symptoms, has not been demonstrated.	yes	no	04/08/2010	Everolimus for the treatment of tuberous sclerosis	C2485, Study M2301
Tobi Podhaler	EMEA/H/C/002155	tobramycin	J01GB01	Novartis Europharm Ltd.	Authorised	20/07/2011	Tobi Podhaler is indicated for the suppressive therapy of chronic pulmonary infection due to Pseudomonas aeruginosa in adults and children aged 6 years and older with cystic fibrosis. See sections 4.4 and 5.1 regarding data in different age groups.Consideration should be given to official guidance on the appropriate use of antibacterial agents.	no	no	17/04/2003	Tobramycin (inhalation powder) for the treatment of Pseudomonas aeruginosa lung infection in cystic fibrosis	C2301, C2302;
Esbriet	EMEA/H/C/002154	pirfenidone	L04AX05	InterMune UK Ltd	Authorised	28/02/2011	Esbriet is indicated in adults for the treatment of mild to moderate idiopathic pulmonary fibrosis.	no	no	16/11/2004	Pirfenidone for the treatment of idiopathic pulmonary fibrosis	SP3, PIPF/004, PIPF/006, SP2, PIPF/002

4.2 Evidenzlevel der Wirksamkeitsstudien

Tabelle 2: Charakterisierung der Wirksamkeitsstudien (NB=Nutzenbewertung)

Warenzeichen	Wirkstoff	Zulassungsstudien	Komparator	Studiendesign	Fall-zahl	Wirksamkeits-endpunkte	Eviden-stufe	Studie in NB
Sylvant	siltuximab	CNTO328MCD2001	Placebo	RCT	79	Mortalität, Morbidität, Lebensqualität	I b	
		CNTO328MCD2002	keiner	einarmig (Extensionsstudie)	19	Mortalität, Morbidität	IV	
Deltyba	delamanid	242-07-204 (follow-on 242-07-208, 242-10-116)	Placebo	RCT	481	Mortalität, Morbidität	I b	
		242-07-208 (follow-on)	keiner	nicht-randomisierte Vergleichsstudie (Extensionsstudie)	213	Mortalität, Morbidität	IV	
		242-10-116 (follow-on)	keiner	Beobachtungsstudie	421	Mortalität, Morbidität	IV	
Vimizim	recombinant human n-acetylgalactosamine-6-sulfatase (rhgalns)	MOR-004 (extension MOR-005)	Placebo	RCT	177	Morbidität, Lebensqualität	I b	
		MOR-005 (extension)	keiner	RCT	173	Morbidität	I b	
		MOR-002 (extension MOR-100)	keiner	Dosiseskalationsstudie	20	Morbidität	IV	
		MOR-100 (extension)	keiner	einarmig (Extensionsstudie)	20	Morbidität, Lebensqualität	IV	
		MOR-007	keiner	einarmig	15	Morbidität	IV	
		MOR-001 (MorCAP)	keiner	Beobachtungsstudie	325	Morbidität	IV	
Para-aminosalicylic acid Lucane	para-aminosalicylic acid	British Medical Research Council 1950	Streptomycin bzw. Streptomycin mit PAS	RCT	166	Mortalität, Morbidität	I b	
		Tuberculosis Chemotherapy Centre 1960	Isoniazid	RCT	341	Mortalität, Morbidität	I b	
		Tuberculosis Chemotherapy Centre Madras 1964	Streptomycin (je in Kombi mit Isoniazid)	nicht-randomisierte vergleichende Studie	150	Mortalität, Morbidität	IV	
		Dawson Tuberculosis Chemotherapy Centre Madras 1966	Thioacetazone (je in Kombi mit Isoniazid)	nicht-randomisierte vergleichende Studie	220	Mortalität, Morbidität	IV	

Warenzeichen	Wirkstoff	Zulassungsstudien	Komparator	Studiendesign	Fall-zahl	Wirksamkeits-endpunkte	Eviden-stufe	Studie in NB
		Dawson 1966	keiner	Beobachtungsstudie	193	Mortalität, Morbidität	IV	
		Ramakrishnan 1969	Streptomycin (je in Kombi mit Isoniazid)	Beobachtungsstudie	119	Mortalität, Morbidität	IV	
		Tuberculosis Chemotherapy Centre Madras Tubercle 1973	Streptomycin plus Isoniazid(je in Kombi)	nicht-randomisierte vergleichende Studie	415	Mortalität, Morbidität	IV	
		British Medical Research Council 1973	verschiedenen Regime	RCT	481	Mortalität, Morbidität	I b	
		Tuberculosis Chemotherapy Centre Madras BMJ 1973	keiner	RCT	247	Mortalität, Morbidität	I b	
Cholic Acid FGK	cholic acid	CAC-91-10-10 (subset Study CAC-001-01)	keiner	einarmig	79	Morbidität	IV	
		CAC-001-01	keiner	einarmig	16	Morbidität	IV	
		CAC-002-001 (continuation study of studies CAC-91-10-10 or CAC-001-01)	keiner	einarmig	41	Morbidität	IV	
		Gonzales et al. 2009	keiner	einarmig	15	Morbidität	IV	
		Potin et al. 2001	keiner	einarmig	10	Morbidität	IV	
		Pierre et al. 2008	keiner	Fallberichte	2	Morbidität	V	
		Daugherty et al. 1993	keiner	Fallberichte	3	Morbidität	V	
Adempas	riociguat	study 11348 (CHEST-1)(extension study 11349 CHEST-2)CTEPH indication	Placebo	RCT	262	Mortalität, Morbidität, Lebensqualität	I b	
		study 11349 (CHEST-2)(extension)	keiner	einarmig	194	Mortalität, Morbidität	IV	
		study 12934 (PATENT-1)(extension study 12935 PATENT-2)PAH indication	Placebo	RCT	445	Mortalität, Morbidität, Lebensqualität	I b	
		study 12935 (PATENT-2)(extension)	keiner	einarmig	363	Mortalität, Morbidität	IV	
Cometriq	cabozantinib	XL184 301 study	Placebo	RCT	330	Mortalität, Morbidität, Lebensqualität	I b	
		XL184-001 (expansion cohort)	keiner	einarmig	25	Morbidität	IV	
Sirturo	bedaquiline fumarate	TMC207-C208 Stage 1; TMC207-C208 Stage 2;	Placebo	RCT	208	Mortalität, Morbidität	I b	
		TMC207-C209	keiner	einarmig	233	Morbidität	IV	
Opsumit	macitentan	AC-055-302 SERAPHIN	Placebo	RCT	742	Mortalität, Morbidität, Lebensqualität	I b	x

35

Warenzeichen	Wirkstoff	Zulassungsstudien	Komparator	Studiendesign	Fall-zahl	Wirksamkeits-endpunkte	Eviden-stufe	Studie in NB
Defitelio	defibrotide	Protocol 2005-01	(Vergleich mit historischer Kontrolle)	einarmig	102	Mortalität, Morbidität	IV	
		Protocol 2006-05	keiner	einarmig	104	Mortalität, Morbidität, Morbidität	IV	
		EudraCT 2004-000592-33	Nichtbehandlung	RCT	356	Mortalität, Morbidität	I b	
		DF-VOD Trial	Nichtbehandlung	RCT	68	Mortalität, Morbidität	I b	
		Study DF-CUP	keiner	Beobachtungsstudie	711	Mortalität, Morbidität	IV	
Orphacol	cholic acid	Overview of cases reports for 3β-HSD deficiency	Gallensäuren bzw. Nichtbehandlung	Fallserie	49	Mortalität, Morbidität	IV	
Procysbi	mercaptamine bitartrate	Study RP103-03 (extension RP-103-04)	Cysteamin	RCT	43	Morbidität, Lebensqualität	I b	
		Study RP103-04 (extension)	keiner	einarmig	60	Morbidität, Lebensqualität	IV	
Imnovid (previously Pomalidomide Celgene)	pomalidomide	CC-4047-MM-002	Kombi mit niedrigdosiertem Dexamethason	RCT	221	Mortalität, Morbidität	I b	
		IFM-2009-02	keiner	RCT	84	Mortalität, Morbidität	I b	
		CC-4047-MM-003	hochdosiertes Dexamethason	RCT	455	Mortalität, Morbidität, Lebensqualität	I b	x
Iclusig	ponatinib	AP24534-07-101	keiner	Dosisfindungsstudie	81	Morbidität	IV	x
		AP24534-10-201	keiner	einarmig	449	Mortalität, Morbidität	IV	x
Bosulif	bosutinib (as monohydrate)	Study 3160A4-3000-WW	Imatinib	RCT	502	Mortalität, Morbidität	I b	
		Study 3160A4-200-WW	keiner	einarmig	571	Mortalität, Morbidität	IV	
		Compassionate use setting	keiner	einarmig	16	Morbidität	IV	
Istodax (keine Zulassung)	romidepsin	GPI-06-0002	keiner	einarmig	131	Morbidität	IV	
		NCI study 1312	keiner	einarmig	47	Morbidität	IV	

Warenzeichen	Wirkstoff	Zulassungsstudien	Komparator	Studiendesign	Fall-zahl	Wirksamkeits-endpunkte	Eviden-stufe	Studie in NB
NexoBrid	concentrate of proteolytic enzymes enriched in bromelain	MW 2002-04-01	Vehikel bzw. Standard of care	RCT	148	Morbidität	I b	
		MW 2004-11-02 (extension MW 2012-01-02)	Standard of care	RCT	156	Morbidität	I b	
		35-98-910	keiner	einarmig retrospektiv	154	Morbidität	IV	
		MW 2012-01-02 (extension)	(Standard of care)	Beobachtungsstudie	89	Morbidität, Lebensqualität	IV	
Adcetris	brentuximab vedotin	SG035-0003 (SG035-003)	keiner	einarmig	102	Mortalität, Morbidität	IV	x
		SG035-0004 (SG035-004)	keiner	einarmig	58	Mortalität, Morbidität	IV	x
Elelyso (keine Zulassung)	taliglucerase alfa	Fallserie ASCT-naiver Patienten	keiner	Aggregierte Fallserie	59	Morbidität	IV	x
		PB-06-001	keiner	RCT	33	Morbidität	I b	
		PB-06-002	Imiglucerase	einarmige Crossoverstudie	25	Morbidität	IV	
		PB-06-003 (follow up)	keiner	einarmig (Extensions-studie)	31	Morbidität	IV	
Glybera	alipogene tiparvovec	Preparation-01	keiner	Beobachtungsstudie	18	Morbidität	IV	
		Preparation-02	keiner	Beobachtungsstudie	22	Morbidität	IV	
		CT-AMT-010-01	keiner	einarmig	8	Morbidität	IV	
		CT-AMT-011-01	keiner	einarmig	14	Morbidität	IV	
		CT-AMT-011-02	keiner	einarmig	5	Morbidität, Lebensqualität	IV	
		CT-AMT-011-03	Nichtbehandlung	einarmige Beobach-tungsstudie, seriell ret-rospektiv	22	Morbidität	IV	
Dacogen	decitabine	DACO-016 study	Therapie der Wahl, entweder niedrig dosiertes Cytarabin oder (patientenindividuelle) supportive care	RCT	485	Mortalität, Morbidität, Lebensqualität	I b	x
		DACO-017 study	keiner	einarmig	55	Morbidität	IV	(x)

37

Warenzeichen	Wirkstoff	Zulassungsstudien	Komparator	Studiendesign	Fall-zahl	Wirksamkeits-endpunkte	Eviden-stufe	Studie in NB
Revestive	teduglutide	Study CL0600-004 (extension CL0600-005)	Placebo	RCT	84	Morbidität, Lebensqualität	I b	
		Study CL0600-005 (extension)	keiner	RCT	65	Morbidität, Lebensqualität	I b	
		Study CL0600-020 (extension CL0600-021)	Placebo	RCT	86	Morbidität, Lebensqualität	I b	
		Study CL0600-021 (extension)	keiner	einarmig (Extensions-studie)	88	Morbidität	IV	
Jakavi	ruxolitinib (as phospha-te)	INCB 18424-351 (COMFORT-I)	Placebo	RCT	309	Mortalität, Morbidität, Lebensqualität	I b	x
		INC B424A2-352 (COMFORT-II)	vom Prüfarzt gewählte „besten verfügbare Therapie"	RCT	219	Mortalität, Morbidität, Lebensqualität	I b	x
Kalydeco	ivacaftor	VX08-770-102 (Eudra CT number: 2008-007416-15)(extension study 105)	Placebo	RCT	167	Morbidität, Lebensqualität	I b	x
		VX08-770-103 (part B) (Eudra CT number: 2008-007479-26)(extension study 105)	Placebo	RCT	52	Morbidität, Lebensqualität	I b	x
		Study 105 (extension)	keiner	Extensionsstudie	192	Morbidität, Lebensqualität	IV	x
		Study 104 (Part A)	Placebo	RCT	140	Morbidität	I b	
Folotyn (keine Zulassung)	pralatrexate	PDX-008	keiner (historischer Vergleich)	einarmig	111	Mortalität, Morbidität	IV	
		PDX-02-078	keiner	einarmig	72	Morbidität	IV	
		PDX-010	keiner	einarmig	54	Morbidität	IV	
		PDX-009	keiner	RCT	62	Morbidität	I b	

Warenzeichen	Wirkstoff	Zulassungsstudien	Komparator	Studiendesign	Fall-zahl	Wirksamkeits-endpunkte	Eviden-stufe	Studie in NB
Signifor	pasireotide diaspartate	study B2305	keiner	RCT	165	Morbidität, Lebensqualität	I b	x
		study B2208 (extension B2208E1)	keiner	einarmig	39	Morbidität	IV	x
		B2208E1 (extension)	keiner	einarmig	19	Morbidität	IV	x
Bronchitol	mannitol	Study DPM-CF-202	keiner	RCT	85	Morbidität	I b	
		Study DPM-CF-301	Placebo (subtherapeutische Dosis Mannitol)	RCT	324	Morbidität, Lebensqualität	I b	
		Study DPM-CF-302	Placebo (subtherapeutische Dosis Mannitol)	RCT	318	Morbidität, Lebensqualität	I b	
		Study DPM-CF-203	keiner	RCT	28	Morbidität, Lebensqualität	I b	
		Study DPM-CF-201	Placebo (nicht-inhalierbares Mannitol)	RCT	39	Morbidität, Lebensqualität	I b	
Xaluprine (previously Mercaptopurine Nova Laboratories)	6-mercaptopurine monohydrate	ausführliche Literaturdaten (Puri-Nethol Tabletten)	Thioguanin	RCT	unbekannt	Mortalität, Morbidität	I b	
		Survey collective experience	keiner	Fragebogen zur Compliance (Suspension)	26	keiner	IV	
Vyndaqel	tafamidis	Fx-005	Placebo	RCT	128	Mortalität, Morbidität, Lebensqualität	I b	x
		Fx-006	keiner	Extensionsstudie	86	Morbidität, Lebensqualität	IV	(x)
		Fx1A-201	keiner	einarmig	21	Mortalität, Morbidität, Lebensqualität	IV	x
Plenadren	hydrocortisone	DC 06/02 (part A)(extension DC 06/02 (part B))	Hydrocortison (konventionell t.i.d.)	RCT	128	Morbidität, Lebensqualität	I b	
		DC 06/02 (part B)(extension)	keiner	einarmige Extensionsstudie	59	Morbidität, Lebensqualität	IV	
		DC 08/01 (follow up)	keiner	einarmig	71	Morbidität, Lebensqualität	IV	
Votubia	everolimus	C2485	keiner	einarmig	28	Morbidität, Lebensqualität	IV	
		Study M23/2	Placebo	RCT	117	Morbidität	I b	

Warenzeichen	Wirkstoff	Zulassungsstudien	Komparator	Studiendesign	Fall-zahl	Wirksamkeits-endpunkte	Eviden-stufe	Studie in NB
Tobi Podhaler	tobramycin	C2301	Placebo	RCT	102	Morbidität, Lebensqualität	I b	
		C2302	keiner	RCT	517	Morbidität, Lebensqualität	I b	
Esbriet	pirfenidone	SP3	Placebo	RCT	275	Mortalität, Morbidität	I b	x
		PIPF 004	Placebo	RCT	435	Mortalität, Morbidität, Lebensqualität	I b	x
		PIPF 006	Placebo	RCT	344	Mortalität, Morbidität, Lebensqualität	I b	x
		SP2	Placebo	RCT	107	Morbidität	I b	x
		PIPF 002	keiner	einarmig	83	Mortalität, Morbidität	IV	

40

Die Auswertung der Tabelle 2 führt im Detail zu folgenden Ergebnissen:

- 49 der 111 betrachteten Studien wurden im Studiendesign eines RCT durchgeführt (entspricht 44 %).

- 25 der 111 Studien hatten einen Placebo-Arm (23 %).

- 65 der 111 Studien wurden in einem Design geprüft, in dem es keinen geeigneten Komparator gab (58 %).

- 31 von 111 Studien (28 %) wurden mit einer Fallzahl von <50 durchgeführt, 54 von 111 Studien (49 %) mit Fallzahlen von <100, 24 von 111 Studien (22 %) haben ein Fallzahl zwischen 100 und 200, 18 von 111 Studien (16 %) zwischen 200 und 400 sowie 14 von 111 Studien (13 %) eine Fallzahl >400.

- Als Wirksamkeitsendpunkt wurde in 46 von 11 Studien (41 %) Mortalität gewählt, bei 110 von 111 Studien (99 %) ein Endpunkt der Kategorie Morbidität und in 37 von 111 Studien (33 %) wurde die Lebensqualität untersucht.

- Das Evidenzlevel der betrachteten Studien wurde durch die Autorin nach den festgelegten Kriterien (Klassifizierung nach §5 Abs. 6 Satz 4 des 5. Kapitels G-BA VerfO, s. Kapitel Material und Methoden) in 49 Fällen mit der Stufe I b bewertet (44 %), in 60 Fällen mit Stufe IV (54 %) und in zwei Fällen mit Stufe V (2 %).

Somit liegt mit nahezu der Hälfte der betrachteten Studien ein hoher Anteil mit sehr hohem Evidenzlevel vor, der unter den problematischen Bedingungen bei Arzneimitteln für seltene Erkrankungen durchgeführt werden konnte.

Allerdings wurde bei 58% der Studien nicht gegen einen geeigneten Komparator geprüft, d.h. weder gegen Placebo noch gegen einen aktiven Komparator wie Standardtherapie oder Best Supportive Care.

Wählt man als Bezugsgröße nicht die Anzahl der analysierten Studien, sondern bezieht die Aussagen auf die Anzahl der betrachteten 33 Wirkstoffe, ergibt sich folgendes Bild:

- Zu 27 Wirkstoffen lag mindestens ein RCT vor (82 %)

- Zu 16 Wirkstoffen gab es eine Studie, in der gegen Placebo geprüft wurde (48 %)

- Zu 30 Wirkstoffen wurden Studien eingereicht, in denen gegen keinen geeigneten Komparator geprüft wurde (91%). Bei 6 Wirkstoffen lag gar keine Studie vor, in der gegen einen geeigneten Komparator geprüft wurde (18 %).

Zur Beantwortung der Frage, ob die Evidenzlevel der Studien eine Auswirkung auf die Zulassungsentscheidung der EMA haben, ist eine gesonderte Betrachtung der drei negativen Opinions sinnvoll.

Zu ISTODAX konnte der CHMP keine positive Nutzen-Schaden-Bilanz ziehen, da kein Vergleich mit einer anderen Therapie vorlag, der einen Vorteil hinsichtlich Überleben oder progressionsfreiem Überleben belegt (4). Hier lagen zwei Studien des Evidenzlevels IV mit einem Wirksamkeitsendpunkt Morbidität vor.
ELELYSO wurde zur Wahrung der zehnjährigen Marktexklusivität des bereits für dieselbe Indikation zugelassenen Orphan drugs VPRIV nicht zugelassen, denn es bestand weder der Ausnahmetatbestand einer wesentlichen Überlegenheit noch ein Lieferengpass (5). Eingereicht wurden eine kleine Studie (33 Patienten) des Evidenzlevels Ib sowie zwei Studien des Evidenzlevels IV, alle mit Wirksamkeits-endpunkten Morbidität.
Auch für FOTOLYN gab der CHMP eine negative Opinion ab, da ihm die Daten für einen Nutzenbeleg hinsichtlich Überleben oder progressionsfreiem Überleben nicht ausreichten (6). Sie stammten aus einer Studie des Evidenzlevel Ib (62 Patienten) mit Wirksamkeitsendpunkt Morbidität und drei Studien des Evidenzlevels IV, von denen nur eine den Wirksamkeitsendpunkt Mortalität zusätzlich zu einem der Morbidität beinhaltete.

Bei den drei Anträgen, die nicht zu einer Zulassung führten, kann vor dem Hinter-grund der Gesamtsituation allgemein nur festgehalten werden, dass bei allen kein RCT mit einem patientenrelevanten Wirksamkeitsendpunkt vorlag. Dies ist jedoch auch bei einigen bereits zugelassenen Arzneimitteln gegen seltene Erkrankungen der Fall. Daher ist abzuleiten, dass für die Zulassung nicht das Studiendesign aus-schlaggebend ist, sondern die im Einzelnen betrachteten Ergebnisse in der Ge-samtschau der Nutzen-Schaden-Abwägung.

4.3 Frühe Nutzenbewertung, beteiligte Einrichtungen und Verfahrensablauf

Zu Beginn des Jahres 2011 wurde in Deutschland mit dem Arzneimittelmarktneuordnungsgesetz - AMNOG (Gesetz zur Neuordnung des Arzneimittelmarktes in der gesetzlichen Krankenversicherung, Bundesgesetzblatt 2010, I, S. 2262) ein neues Instrument zur Ausgabensteuerung bzw. –reduzierung eingeführt, das zu einem frühen Zeitpunkt eine Bewertung des Innovationsgrades neuer Arzneimittel erlauben soll. Im Kern geht es dabei um die Frage, inwiefern ein neu eingeführtes Arzneimittel einen Zusatznutzen gegenüber einem bereits auf dem Markt befindlichen Arzneimittel aufweist. Das Verfahren der frühen Nutzenbewertung ist nach §35a des Fünften Buches Sozialgesetzbuch (SGB V) geregelt (91).

Die rechtlichen Grundlagen für das Verfahren der frühen Nutzenbewertung von Arzneimitteln mit neuen Wirkstoffen in §35 a SGB V werden durch die vom Bundesministerium für Gesundheit erlassene Arzneimittel-Nutzenbewertungsverordnung – AM-NutzenV (Bundesgesetzblatt 2010, I, S.2324) und das 5. Kapitel der Verfahrensordnung des Gemeinsamen Bundesauschusses (Bundesanzeiger Nr. 95a vom 29.06.2011) flankiert und konkretisiert. Danach fällt die zentrale Aufgabe für die Durchführung des Bewertungsverfahrens dem Gemeinsamen Bundesausschuss (G-BA) zu. Der G-BA kann das Institut für Qualität und Wirtschaftlichkeit im Gesundheitswesen (IQWiG) oder Dritte mit der Nutzenbewertung beauftragen.

Geltungsbereich

Pharmazeutische Unternehmer müssen für die ab 01.01.2011 neu in den Verkehr gebrachten erstattungsfähigen Arzneimittel mit neuen Wirkstoffen und neuen Wirkstoffkombinationen ein Dossier nach den in der Verfahrensordnung des G-BA beschriebenen Anforderungen einreichen. Es muss dem G-BA spätestens zum Zeitpunkt des erstmaligen Inverkehrbringens vorliegen, wobei als maßgeblicher Zeitpunkt dafür die Aufnahme des Arzneimittels in die große deutsche Spezialitäten-Taxe (sogenannte Lauer-Taxe) gilt. Es hat sich gezeigt, dass mit diesem konkret zu fassenden Zeitpunkt von den pharmazeutischen Unternehmern im Ablauf der Meldemodalitäten unterschiedlich umgegangen wird. Der genauen Bestimmung dieses Zeitpunktes kommt jedoch eine große Bedeutung zu, wenn bis dahin das Dossier trotz Aufforderung durch den G-BA nicht oder nicht vollständig vorliegt. In diesem Fall gilt der Zusatznutzen als nicht belegt und ein Antrag auf Neubewertung ist erst frühestens nach einem Jahr möglich.

Als neu gilt ein Wirkstoff, sofern er ab dem 01.01.2011 erstmalig in den Verkehr gebracht wird und für den Wirkstoff Unterlagenschutz besteht. Der Zeitraum des Unterlagenschutzes knüpft an den §24b des Arzneimittelgesetzes (AMG) an, wonach ein Generikum grundsätzlich erstmals nach Ablauf von 10 Jahren nach der Zulassung des Referenzarzneimittels in den Verkehr gebracht werden darf. Eine Wirkstoffkombination gilt nur als neu, wenn einer der Wirkstoffe als neu anzusehen ist.

In einigen Konstellationen musste sich der G-BA in der Anfangsphase intensiver damit auseinandersetzen, ob eine Pflicht zur Vorlage eines Dossiers besteht, beispielsweise bei Kontrazeptiva, Änderungen der Darreichungsform, neuen Anwendungsgebieten oder Darreichungsformen „älterer" Wirkstoffe und bei den zu den Arzneimitteln gehörenden Diagnostika.

Bei Erweiterung einer Zulassung um ein neues Anwendungsgebiet muss ein Dossier eingereicht werden, wenn der Wirkstoff an sich erstmals nach dem 01.01.2011 in den Verkehr gebracht wurde oder wenn der G-BA für das Arzneimittel bereits eine Nutzenbewertung nach §35a SGB V aus dem Bestandsmarkt heraus veranlasst hat.

Gemeinsamer Bundesausschuss
Der G-BA wurde 2004 durch das Gesetz zur Modernisierung der Gesetzlichen Krankenversicherung errichtet und ist das oberste Beschlussgremium der gemeinsamen Selbstverwaltung von Ärzten, Zahnärzten, Psychotherapeuten, Krankenhäusern und Krankenkassen in Deutschland. Die Rechtsgrundlage für die Arbeit des G-BA bildet das SGB V. Die durch den G-BA beschlossenen Richtlinien haben den Charakter untergesetzlicher Normen. Das Bundesministerium für Gesundheit nimmt die Rechtsaufsicht wahr.

Der G-BA tagt in öffentlichen Sitzungen seiner 13 stimmberechtigten Mitglieder. Die Frequenz der bislang monatlichen Sitzungen wurde aufgrund der engen Fristen des neuen Verfahrens erhöht. Neben dem unparteiischen Vorsitzenden und zwei weiteren unparteiischen Mitgliedern sind die Bänke dieses sektorenübergreifenden Beschlussgremiums mit fünf über den Spitzenverband Bund der Krankenkassen (GKV-SV) benannten Vertretern und fünf Vertretern der Leistungserbringer – zwei von der Deutschen Krankenhausgesellschaft, zwei von der Kassenärztlichen Bundesvereinigung und einem von der Kassenzahnärztlichen Bundesvereinigung – besetzt. Die in der Patientenbeteiligungsverordnung anerkannten Patientenorganisationen verständigen sich auf fünf Patientenvertreter, die mit eigenem Antragsrecht aber ohne Stimmrecht beratend an den Sitzungen teilnehmen. Das für die Arzneimittelbewertung maßgebliche vorbereitende Gremium ist der Unterausschuss Arzneimittel. Er tagt in nicht-öffentlichen Sitzungen zwei- bis dreimal monatlich.

Der G-BA hat sich den Anspruch der größtmöglichen Transparenz seiner Arbeitsweise gestellt, solange nicht die Vertraulichkeit von Unterlagen oder Personendaten verletzt wird. Daher veröffentlicht er auf seiner Homepage neben den Beschlüssen die tragenden Gründe für die Entscheidungen und eine zusammenfassende Dokumentation.

Institut für Qualität und Wirtschaftlichkeit im Gesundheitswesen

Das Institut für Qualität und Wirtschaftlichkeit im Gesundheitswesen (IQWiG) wurde 2004 im Auftrag des Gesetzgebers vom G-BA als unabhängige, wissenschaftliche Institution errichtet. Es erstellt unabhängige Gutachten beispielsweise zu Arzneimitteln, nichtmedikamentösen Behandlungsmethoden, Verfahren der Diagnose und Früherkennung sowie Behandlungsleitlinien und Disease Management Programmen nach Methoden der evidenzbasierten Medizin.

IQWiG und G-BA sind zwei voneinander unabhängige Organisationen, die jeweils eigenständig arbeiten. Das IQWiG bewertet im Auftrag des G-BA den medizinischen Nutzen, die Qualität und die Wirtschaftlichkeit von Leistungen in der Gesetzlichen Krankenversicherung anhand des aktuellen medizinischen Wissensstandes. Die Bewertungen müssen als wichtige Entscheidungshilfe in die Richtlinien mit einfließen, sie nehmen die abschließenden Entscheidungen des G-BA allerdings nicht vorweg.

Dem 5. Kapitel der Verfahrensordnung des G-BA sind Anlagen beigefügt, die ausführliche Hinweise sowohl zum technischen als auch zum inhaltlichen Aufbau der fünf Module des Dossiers enthalten. Dadurch wird die bei der Bewertung durchgeführte Methodik ersichtlich und die enthaltene Checkliste kann vom pharmazeutischen Unternehmer analog zur Selbstkontrolle verwendet werden.

Ziel und Ablauf des Verfahrens

Auf Grundlage des vom pharmazeutischen Unternehmer eingereichten Dossiers wird bei der frühen Nutzenbewertung untersucht, ob das neue Medikament im Vergleich zu einer vom G-BA bestimmten zweckmäßigen Vergleichstherapie einen Zusatznutzen hat und dieser gegebenenfalls quantifiziert. Mit seinem Beschluss entscheidet der G-BA auch über das weitere Verfahren zur Preisfindung. Der Zusatznutzen wird vom Gemeinsamen Bundesausschuss in seinem Beschluss in sechs Kategorien quantifiziert. Damit liegt den Verhandlungspartnern eine Grundlage für die sich anschließenden grundsätzlich nicht öffentlichen Preisverhandlungen über die Erstattungsbeträge vor. Das Referenzarzneimittel für die Preisbildung wird durch die Bestimmung der zweckmäßigen Vergleichstherapie vom G-BA festgelegt.

Der pharmazeutische Unternehmer reicht ein Dossier ein, in dem er den medizinischen Zusatznutzen indikationsspezifisch nachweist. Der G-BA hat keine Amtsermittlungspflicht. Die Verfahrensordnung des G-BA führt auf, dass die Basis für das Dossier die arzneimittelrechtliche Zulassung, die behördlich genehmigten Produktinformationen sowie Bekanntmachungen von Zulassungsbehörden und die Bewertung von klinischen Studien nach den internationalen Standards der evidenzbasierten Medizin bilden. Sofern es unmöglich oder unangemessen ist, Studien höchster Evidenzstufen durchzuführen oder zu fordern, sind mit besonderer Begründung des pharmazeutischen Unternehmers Nachweise der besten verfügbaren Evidenzstufe einzureichen.

Zuständig für die Durchführung des Bewertungsverfahrens ist der Unterausschuss Arzneimittel des G-BA, der hierzu Arbeitsgruppen einrichtet und sein Ergebnis sowie einen Beschlussentwurf dem Plenum vorzulegen hat. Der G-BA legt die zweckmäßige Vergleichstherapie fest, gegenüber der der Nachweis des medizinischen Zusatznutzens erfolgt. Die Vergleichstherapie ist die nach dem anerkannten Stand der wissenschaftlichen Erkenntnis in einer Indikation zweckmäßige und wirtschaftliche Behandlung. Der pharmazeutische Unternehmer kann eine Abweichung von der vom G-BA festgelegten zweckmäßigen Vergleichstherapie in seinen klinischen Studien, die entweder schon erfolgt sind oder in der Zukunft erfolgen werden, in seinem Dossier begründen.

Der G-BA beauftragt in der Regel das IQWiG mit der Bewertung des Dossiers. Er hat auch die Möglichkeit, selbst zu bewerten oder Dritte zu beauftragen. Spätestens innerhalb von drei Monaten nach dem maßgeblichen Zeitpunkt für die

Einreichung des Dossiers ist die erarbeitete Nutzenbewertung auf der Internetseite des G-BA zu veröffentlichen. Die Veröffentlichung muss die Grundlagen enthalten, auf die sich die Bewertung stützt. Betriebs- und Geschäftsgeheimnisse, die der pharmazeutische Unternehmer in seinem Dossier entsprechend gekennzeichnet hat, werden ebenso wie schutzwürdige personenbezogene Daten nicht veröffentlicht. Alle Angaben zur Studienmethodik und die Studienergebnisse müssen jedoch zur Veröffentlichung vollständig verfügbar sein.

Mit einer Frist von drei Wochen nach der Veröffentlichung der Nutzenbewertung wird dem Kreis der zur Stellungnahme Berechtigten die Gelegenheit zur schriftlichen Stellungnahme gegeben, die im Anschluss durch eine mündliche Stellungnahme ergänzt werden kann. Die ausgewerteten Stellungnahmen werden in die Entscheidung über die Beschlussfassung der Nutzenbewertung einbezogen. Der Beschluss muss innerhalb von drei Monaten nach Veröffentlichung der Nutzenbewertung erfolgen und wird ebenfalls veröffentlicht, er wird Teil der Arzneimittel-Richtlinie nach §92 SGB V.

Die in der Arzneimittel-Richtlinie auf der Grundlage der Nutzenbewertung getroffenen Feststellungen umfassen Aussagen zum Zusatznutzen des Arzneimittels im Verhältnis zur zweckmäßigen Vergleichstherapie, zur Anzahl der Patienten und Abgrenzung der Patientengruppen, zur qualitätsgesicherten Anwendung und zu den Therapiekosten auch im Vergleich zur zweckmäßigen Vergleichstherapie. Sofern ein Zusatznutzen belegt werden konnte, enthält der Beschluss Angaben zum Ausmaß des Zusatznutzens.

Die Arzneimittel-Nutzenbewertungsverordnung gibt sechs Kategorien für das Ausmaß und die therapeutische Bedeutung des Zusatznutzens unter Berücksichtigung des Schweregrades der Erkrankung vor:

- Ein erheblicher Zusatznutzen
- ein beträchtlicher Zusatznutzen
- ein geringer Zusatznutzen
- ein Zusatznutzen liegt vor, ist aber nicht quantifizierbar
- kein Zusatznutzen
- der Nutzen des zu bewertenden Arzneimittels ist geringer als der Nutzen der zweckmäßigen Vergleichstherapie

Die Geltung des Beschlusses kann befristet werden. Können valide Daten zu patientenrelevanten Endpunkten zum Zeitpunkt der Bewertung noch nicht eingereicht werden, erfolgt die Bewertung zunächst auf Grundlage der verfügbaren Evidenz unter Berücksichtigung der Studienqualität und des Wahrscheinlichkeit des Belegs, womit der Begriff der Wahrscheinlichkeit im Sinne der Ergebnissicherheit gemeint ist. In diesem Fall kann eine Frist bestimmt werden, bis wann valide Daten zu patientenrelevanten Endpunkten vorgelegt werden sollen.

Der G-BA muss bei seinen Verfahren den Gleichheitsgrundsatz berücksichtigen und mit der Zeit eine rechtssichere Verwaltungspraxis mit bindender Wirkung etablieren.

Ergibt die Nutzenbewertung keinen Beleg für einen Zusatznutzen oder wurde nach Aufforderung kein Dossier eingereicht, so ist zunächst zu prüfen, ob das Arzneimittel einer bestehenden Festbetragsgruppe zugeordnet oder eine neue Festbetragsgruppe gebildet werden kann (Verfahren nach §35 SGB V). Andernfalls ist in den folgenden Preisverhandlungen des GKV-SV mit den pharmazeutischen Unternehmern ein Erstattungsbetrag zu vereinbaren, der nicht zu höheren Jahrestherapiekosten führt als die vom G-BA bestimmte zweckmäßige Vergleichstherapie.

Für Arzneimittel, die mit dem Beschluss keiner Festbetragsgruppe zugeordnet wurden, vereinbart der GKV-SV mit den pharmazeutischen Unternehmern im Benehmen mit dem Verband der privaten Krankenversicherung Erstattungsbeträge für alle Krankenkassen (92). Damit entfaltet erstmalig eine Entscheidung des G-BA im Bereich Arzneimittel seine Wirkung auch auf die privaten Krankenversicherungen. Der Erstattungsbetrag wird als Rabatt auf den Abgabepreis des pharmazeutischen Unternehmers vereinbart, der über die Stufen des Großhandels und der Apotheken gewährt wird. Der offizielle Listenpreis des Apothekenverkaufspreises, der auch als Referenzpreis zur internationalen Orientierung herangezogen wird, blieb zunächst formal unberührt. Erst mit dem 14. SGB V-Änderungsgesetz wurde zum 01.04.2014 klargestellt, dass der verhandelte Erstattungsbeitrag Grundlage für die Berechnung der Zu- und Abschläge in den verschiedenen Vertriebsstufen ist und nun als Apothekenabgabepreis ausgewiesen werden muss (93). Inwieweit dieser Preis bei den zahlreichen EU- und Nicht-EU-Ländern, die ihn bisher als Referenzpreis nutzen, künftig weiterhin Akzeptanz als Referenzpreis findet, bleibt derzeit offen.

Für die Verhandlungen müssen die pharmazeutischen Unternehmer Angaben zur Höhe der tatsächlichen Abgabepreise in anderen europäischen Ländern übermitteln.

Diese Vereinbarungen über die Erstattungsbeiträge nach §130b SGB V müssen innerhalb von sechs Monaten nach Veröffentlichung des Beschlusses über die Nutzenbewertung getroffen werden, sonst setzt in weiteren drei Monaten eine Schiedsstelle den Erstattungsbetrag unter Berücksichtigung der Abgabepreise anderer europäischer Länder fest. Der im Schiedsspruch festgelegte Erstattungsbetrag gilt ab dem 13. Monat nach dem für die Dossiereinreichung maßgeblichen Zeitpunkt des Eintritts in den deutschen Markt, gegebenenfalls auch rückwirkend.

Damit hält das deutsche Gesundheitssystem am sofortigen freien Zugang eines arzneimittelrechtlich zugelassenen Arzneimittels zum System der gesetzlichen Krankenkassen fest und errichtet keine „vierte Hürde" wie andere europäische Mitgliedstaaten. Ein neu zugelassenes Arzneimittel kann daher ab dem ersten Tag des Inverkehrbringens zulasten der Krankenkassen verordnet werden, und zwar 12 Monate lang zu dem vom pharmazeutischen Unternehmer festgesetzten Preis. Es gilt solange nur der übliche Kassenrabatt nach §130a SGB V in Form des gesetzlichen Herstellerabschlags für verschreibungspflichtige Arzneimittel in Verbindung mit dem so genannten „Preismoratorium" (94).

Aufgrund der gesetzlichen Verpflichtung zu den zentralen Verhandlungen, bei denen kein Wettbewerb zwischen den Kassen besteht, unterliegt der GKV-SV hierbei keiner kartellrechtlichen Kontrolle, ebenso wenig der G-BA im Rahmen seiner gesetzlichen Aufgaben.

Um die Wettbewerbskomponente aufrecht zu erhalten, eröffnet §130c SGB V den einzelnen Kassen oder Verbänden die Möglichkeit, in der Folgezeit abweichende weitere Vereinbarungen mit pharmazeutischen Unternehmern in verschiedenen Vertragsausgestaltungen zu treffen.

Der zeitliche Ablauf des Gesamtverfahrens ist in Abbildung 1 dargestellt.

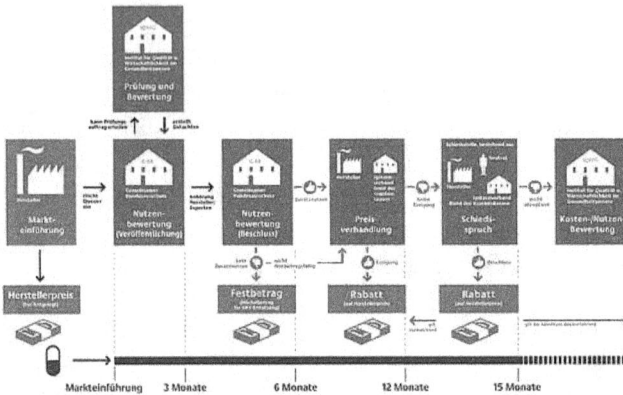

Abbildung 1: Faire Preise für Arzneimittel, Quelle: Bundesministerium für Gesundheit (http://www.bmg.bund.de, Abruf 31.07.2014)

Neubewertung als wiederholte Nutzenbewertung oder Kosten-Nutzen-Bewertung

Frühestens nach einem Jahr kann ein pharmazeutischer Unternehmer für sein Arzneimittel eine erneute Nutzenbewertung nach §35a SGB V beantragen, wenn neue wissenschaftliche Erkenntnisse vorliegen, die dies rechtfertigen.

Ein anderer Weg steht offen, wenn GKV-SV und pharmazeutischer Unternehmer nicht innerhalb von sechs Monaten nach einem Beschluss über die Nutzenbewertung einen Erstattungsbetrag vereinbaren. Nach dem dann zu erfolgenden Schiedsspruch haben beide Parteien die Möglichkeit, beim G-BA eine Kosten-Nutzen-Bewertung in dem umfangreicheren Verfahren nach §35b SGB V zu beantragen.

Arzneimittel im Bestandsmarkt

Mit Beginn des Verfahrens der frühen Nutzenbewertung von Arzneimitteln mit neuen Wirkstoffen in §35 a SGB V konnte der G-BA auch die Durchführung einer Nutzenbewertung für bereits zugelassene Arzneimittel mit Wirkstoffen mit bestehendem Unterlagenschutz im Bestandsmarkt beschließen. Innerhalb von drei Monaten musste das Dossier dem G-BA vom pharmazeutischen Unternehmer vorgelegt werden. Vor der Aufforderung zur Einreichung des Dossiers wurde eine Beratung angeboten.

Vorrangig sollten dabei solche Arzneimittel bewertet werden, die für die Versorgung der Patienten von besonderer Bedeutung sind oder die mit Arzneimitteln im Wettbewerb stehen, für die bereits eine Nutzenbewertung vorlag.

Mit Beschluss vom 17.04.2014 wurden jedoch die bis dahin vom Gemeinsamen Bundesausschuss veranlassten und eingeleiteten Nutzenbewertungen endgültig eingestellt, nachdem sie bereits im Dezember 2013 vorläufig ausgesetzt worden waren. Der Beschluss geht auf das zum 01.04.2014 in Kraft getretene 14. Gesetz zur Änderung des Fünften Buches Sozialgesetzbuch (14. SGB V-ÄndG) zurück, durch das die Rechtsgrundlage für die Nutzenbewertung von Arzneimitteln im Bestandsmarkt mit Wirkung zum 01.01.2014 entfallen ist.

Nur die bereits bewerteten Präparate, die sich schon im Verfahren der Preisbildung befanden oder dieses durchlaufen hatten, blieben von der formalen Einstellung des Bestandsmarktaufrufs unberührt. Dies betraf die beschlossenen Nutzenbewertungen mehrerer Gliptine (Sitagliptin, Vildagliptin, Saxagliptin).

Damit müssen nach den neuen gesetzlichen Bestimmungen pharmazeutische Unternehmen keine Nutzendossiers mehr für Bestandsmarktbewertungen vorlegen.

Sonderregelungen für Orphan Drugs
Für die in dieser Arbeit betrachteten Arzneimittel gegen seltene Erkrankungen werden veränderte Anforderungen an das Dossier gestellt, die hier nur kurz im Vergleich zum üblichen Verfahren genannt sein sollen. Der medizinische Zusatznutzen gilt hier grundsätzlich als durch die Zulassung belegt. Dennoch ist das Ausmaß des Zusatznutzens für die Patienten und Patientengruppen, für die ein therapeutisch bedeutsamer Zusatznutzen besteht, nachzuweisen. Der G-BA quantifiziert die Höhe des Zusatznutzens in seinem Beschluss, auf den die Preisverhandlung wie im normalen Verfahrensablauf folgt. Diese Sonderregelung nach §35a Abs.1 Satz 10 SGB V gilt nur so lange, wie der Umsatz des Arzneimittels mit der gesetzlichen Krankenversicherung innerhalb von zwölf Kalendermonaten einen Betrag von 50 Millionen Euro nicht übersteigt. Die Ermittlung des Umsatzes erfolgt aufgrund der Umsatzdaten aus der vertragsärztlichen Verordnung. Übersteigt der Umsatz des Arzneimittels diese Grenze, hat der Unternehmer innerhalb von drei Monaten ein vollständiges

Dossier einzureichen und der G-BA bewertet den Zusatznutzen im Vergleich mit der zweckmäßigen Vergleichstherapie.

Wenn auch dieser Fall bisher noch nicht aufgetreten ist, muss jedoch in diesem Zusammenhang die Frage gestellt werden, wie man gegebenenfalls damit umgeht, dass mit der Anerkennung der Orphan designation durch die EMA grundsätzlich bereits eine Entscheidung auf europäischer Ebene über das Vorliegen eines Zusatznutzens vorliegt, die höherrangig als eine nationale Entscheidung ist. Eine Feststellung, dass kein Zusatznutzen oder ein geringerer Zusatznutzen vorliegt, würde dazu im Gegensatz stehen.

<u>Freistellung von der Nutzenbewertung wegen zu erwartender geringfügiger Ausgaben der Krankenkassen</u>
Spätestens drei Monate vor dem Inverkehrbringen eines Arzneimittels mit einem neuen Wirkstoff oder einem neuen Anwendungsgebiet kann ein pharmazeutischer Unternehmer die Freistellung von der Nutzenbewertung beantragen, wenn nur geringfügige Ausgaben für die gesetzlichen Krankenkassen zu erwarten sind. Als Grenze gilt ein zu erwartender Umsatz in Höhe von einer Million Euro innerhalb von zwölf Kalendermonaten, der auf Grundlage der Umsatzdaten aus der vertragsärztlichen Verordnung ermittelt wird.

Inzwischen hat sich herausgestellt, dass Hersteller diese Regelung nach §35a Abs. 1a SGB V auch in Anspruch nehmen, wenn Ihre Produkte ausschließlich oder überwiegend im Krankenhaus eingesetzt werden sollen. Denn in der stationären Versorgung werden Arzneimittelkosten in der Regel nur als pauschalisierter Bestandteil im DRG-System (Diagnosis Related Groups-Fallpauschalensystem) und nicht gesondert als Umsatzvolumen im Krankenhaus erfasst. Daher sind in diesem Fall keine messbaren Auswirkungen auf die Arzneimittelkosten der Krankenkassen zu erwarten. Aus dem ambulanten Bereich stehen hingegen die über §84 SGB V erhobenen Umsatzdaten aus der vertragsärztlichen Verordnung zur Verfügung und nur diese werden nach der Verfahrensordnung des G-BA zur Berechnung herangezogen. Aus einer ambulanten Behandlung im Krankenhaus entstehende Umsätze sind darin jedoch enthalten.

<u>Übergangsregelungen</u>
Für bis zum 31.07.2011 einzureichende Dossiers erhielten die pharmazeutischen Unternehmer die Gelegenheit, sich zu Inhalt und Vollständigkeit des Dossiers vorab beraten zu lassen. Der G-BA hatte mit dieser Prüfung auf Inhalt und Vollständigkeit des Dossiers generell das IQWiG beauftragt. Dem

pharmazeutischen Unternehmer wurde in der Regel innerhalb von drei Monaten mitgeteilt, welche zusätzlichen Angaben erforderlich waren. Er hatte das überarbeitete Dossier daraufhin innerhalb von drei Monaten dem G-BA vorzulegen.

Definition von Nutzen und Zusatznutzen

Im Verfahren der frühen Nutzenbewertung kommen die in der Verfahrensordnung des G-BA in ihrem 5. Kapitel §3 formulierten Definitionen von Nutzen und Zusatznutzen zur Anwendung. „Der Nutzen eines Arzneimittels ist der patientenrelevante therapeutische Effekt insbesondere hinsichtlich der Verbesserung des Gesundheitszustandes, der Verkürzung der Krankheitsdauer, der Verlängerung des Überlebens, der Verringerung von Nebenwirkungen oder einer Verbesserung der Lebensqualität. Der Zusatznutzen eines Arzneimittels ist ein Nutzen […], der qualitativ oder quantitativ höher ist als der Nutzen, den die zweckmäßige Vergleichstherapie aufweist."

Alle Dimensionen dieser Definition sollen bei der Erstellung des Dossiers ebenso wie bei der Bewertung Berücksichtigung finden.

Zweckmäßige Vergleichstherapie

Der vom G-BA bestimmten zweckmäßigen Vergleichstherapie kommt in zweifacher Funktion eine zentrale Rolle im neuen Verfahren zu. Zum einen ist sie diejenige Therapie, deren Nutzen mit dem Nutzen eines neuen Arzneimittels verglichen wird. Zum anderen bilden ihre Jahrestherapiekosten die Obergrenze für die zu verhandelnden Erstattungsbeträge bei Arzneimitteln, die nach Beschluss des G-BA keinen Zusatznutzen aufweisen und keiner Festbetragsgruppe zugeordnet werden können.

Die Verfahrensordnung des G-BA gibt vor, dass die zweckmäßige Vergleichstherapie regelhaft nach Maßstäben zu bestimmen ist, die sich aus den internationalen Standards der evidenzbasierten Medizin ergeben und nennt insbesondere folgende Kriterien:

- Grundsätzlich Zulassung des Arzneimittels für das Anwendungsgebiet

- Eine nichtmedikamentöse Behandlung kann auch eine Vergleichstherapie sein, beispielsweise eine Operation, sie muss jedoch im Rahmen der gesetzlichen Krankenversicherung erbringbar sein.

- Bevorzugt werden Arzneimittel oder nichtmedikamentöse Behandlungen, deren patientenrelevanter Nutzen bereits durch den G-BA festgestellt ist, z.b. auch in Richtlinien

- Soll nach dem allgemein anerkannten Stand der medizinischen Erkenntnisse zur zweckmäßigen Therapie im Anwendungsgebiet gehören

- Bei mehreren Alternativen ist die wirtschaftlichere Therapie zu wählen, vorzugsweise eine Therapie, für die ein Festbetrag gilt

Die zweckmäßige Vergleichstherapie sollte vorzugsweise eine Therapie sein, für die Endpunktstudien vorliegen und die sich in der Praxis bewährt hat. Zur Bestimmung der Vergleichstherapie werden umfangreiche systematische Literaturrecherchen durchgeführt. Innerhalb einer Wirkstoffklasse soll möglichst die gleiche zweckmäßige Vergleichstherapie als Komparator herangezogen werden, um eine einheitliche Bewertung zu gewährleisten. Bei Arzneimitteln mit mehreren Indikationen können auch mehrere zweckmäßige Vergleichstherapien festgelegt werden. Möglich ist ebenso der Vergleich mit der Nichtbehandlung oder palliativen Maßnahmen wie „Best Supportive Care".

Allerdings kommt die Regelung zur Festsetzung der zweckmäßigen Vergleichstherapie bei Arzneimitteln für seltene Erkrankungen nur dann zum Tragen, wenn nach Überschreiten der festgelegten Umsatzgrenze ein vollständiges Dossier eingereicht wird. Bei Inanspruchnahme der Sonderregelung für Orphan drugs unterhalb der Umsatzschwelle muss die Bewertung des Ausmaßes des Zusatznutzens auf der Grundlage der in der Zulassungsstudie angewendeten Vergleichstherapie („Kontrollarm") erfolgen.

Übersicht der Frühen Nutzenbewertungen für Orphan drugs
In der folgenden Tabelle 3 sind der Verfahrensstand hinsichtlich der Frühen Nutzenbewertung nach §35a SGB V zu allen Arzneimittel für seltene Erkrankungen, über die die EMA im Zeitraum Januar 2011 bis Juni 2014 eine Entscheidung getroffen hat, mit wesentlichen Angaben aus den vielfältigen Dokumenten der Veröffentlichungen des G-BA (www.g-ba.de, letzter Zugriff 23.07.2014 (40)) zusammengetragen.

Für die Möglichkeit des Vergleiches wurden die Zulassungsstudien der Orphan drugs den Studien, die in die Frühe Nutzenbewertung eingingen, gegenübergestellt und für diese eine Bewertung des Evidenzlevels und des Verzerrungspotentials angegeben.

Somit bietet die Tabelle 3 einen Überblick über die Evidenzlevel der vorgelegten Studien und den Ausgang des Bewertungsverfahrens mit dem Beschluss der Feststellung des Ausmaßes des Zusatznutzens, sodass der Versuch unternommen werden kann, daraus Rückschlüsse zu ziehen und Aussagen abzuleiten.

Tabelle 3: Übersicht der Nutzenbewertungen nach §35a SGB V für Orphan drugs, Zeitraum 01.01.2011 bis 31.07.2014 (k.A. = keine Angabe, NB=Nutzenbewertung)

Warenzeichen	Zulassungsstudien	Wirkstoff	Beginn des Bewertungsverfahrens	Status	Studien der NB	Evidenzlevel Studie NB	Verzerrungspotential Studie NB	Patientenpopulation(en)	Größe der Patientenpopulation(en)	festgestelltes Ausmaß des Zusatznutzens
Sylvant	CNTO328MCD2001	Siltuximab	15.06.2014	Verfahren §35a SGB V begonnen	k.A.	k.A.	k.A.	k.A.	k.A.	k.A.
	CNTO328MCD2002									
Delpyba	242-07-204 (follow-on 242-07-208, 242-10-116)			kein Verfahren	k.A.	k.A.	k.A.	k.A.	k.A.	k.A.
	242-07-208 (follow-on)									
	242-10-116 (follow-on)									
Vimizim	MOR-004 (extension MOR-005)	Elosulfase alfa	01.06.2014	Verfahren §35a SGB V begonnen	k.A.	k.A.	k.A.	k.A.	k.A.	k.A.
	MOR-005 (extension)									
	MOR-002 (extension MOR-100)									
	MOR-100 (extension)									
	MOR-007									
	MOR-001 (MorCAP)									

Waren-zeichen	Zulassungsstudien	Wirkstoff	Beginn des Bewertungs-verfahrens	Status	Studien der NB	Evidenz-level Studie NB	Verzer-rungs-potential Studie NB	Patientenpopulation(en)	Größe der Patienten-population(en)	festgestelltes Ausmaß des Zusatznutzens
Para-aminosalicylic acid Lucane	British Medical Research Council 1950			kein Verfahren	k.A.	k.A.	k.A.	k.A.	k.A.	k.A.
	Tuberculosis Chemotherapy Centre 1960									
	Tuberculosis Chemotherapy Centre Madras 1964									
	Dawson Tuberculosis Chemotherapy Centre Madras 1966									
	Dawson 1966									
	Ramakrishnan 1969									
	Tuberculosis Chemotherapy Centre Madras Tubercle 1973									
	British Medical Research Council 1973									
	Tuberculosis Chemotherapy Centre Madras BMJ 1973									

Waren-zeichen	Zulassungsstudien	Wirkstoff	Beginn des Bewertungs-verfahrens	Status	Studien der NB	Evidenz-level Stu-die NB	Verzer-rungs-potential Studie NB	Patientenpopulati-on(en)	Größe der Patienten-populati-on(en)	festgestelltes Ausmaß des Zusatznut-zens
Cholic Acid FGK	CAC-91-10-10 (subset Study CAC-001-01)			kein Verfah-ren	k.A.	k.A.	k.A.	k.A.	k.A.	k.A.
	CAC-001-01									
	CAC-002-001 (continuation study of studies CAC-91-10-10 or CAC-001-01)									
	Gonzales et al. 2009									
	Potin et al. 2001									
	Pierre et al. 2008									
	Daugherty et al. 1993									
Adempas	study 11348 (CHEST-1)(extension study 11349 CHEST-2)CTEPH indication	Riociguat	01.05.2014	Verfahren §35a SGB V begonnen	k.A.	k.A.	k.A.	k.A.	k.A.	k.A.
	study 11349 (CHEST-2)(extension)									
	study 12934 (PATENT-1)(extension study 12935 PATENT-2)PAH indication									
	study 12935 (PATENT-2)(extension)									

Waren-zeichen	Zulassungsstudien	Wirkstoff	Beginn des Bewertungs-verfahrens	Status	Studien der NB	Evidenz-level Stu-die NB	Verzer-rungs-potential Studie NB	Patientenpopulati-on(en)	Größe der Patienten-populati-on(en)	festgestelltes Ausmaß des Zusatznut-zens
Cometriq	XL184-301 study			kein Verfah-ren	k.A.	k.A.	k.A.	k.A.	k.A.	k.A.
	XL184-001 (expansion cohort)									
Sirturo	TMC207-C208 Stage 1; TMC207-C208 Stage 2;	Bedaquilin	15.05.2014	Verfahren §35a SGB V begonnen	k.A.	k.A.	k.A.	k.A.	k.A.	k.A.
	TMC207-C209									
Opsumit	AC-055-302 SERAPHIN	Macitentan	01.02.2014	Verfahren abgeschlos-sen	SERAPHIN	I b	niedrig	Erwachsene Patien-ten mit pulmonal ar-terieller Hypertonie der WHO-/NYHA-Klassen II-III	877-7.150	gering
Defitelio	Protocol 2005-01		14.10.2013	wurde frei-gestellt, Geringfü-gigkeit/kein Orphan	k.A.	k.A.	k.A.	k.A.	k.A.	k.A.
	Protocol 2006-05									
	EudraCT 2004-000592-33									
	DF-VOD Trial									
	Study DF-CUP									
Orphacol	Overview of cases reports for 3β-HSD deficiency	Cholsäure	15.05.2014	Verfahren §35a SGB V begonnen	k.A.	k.A.	k.A.	k.A.	k.A.	k.A.

Waren-zeichen	Zulassungsstudien	Wirkstoff	Beginn des Bewertungs-verfahrens	Status	Studien der NB	Evidenz-level Studie NB	Verzer-rungs-potential Studie NB	Patientenpopulati-on(en)	Größe der Patienten-populati-on(en)	festgestelltes Ausmaß des Zusatznut-zens
Procysbi	Study RP103-03 (extension RP-103-04) Study RP103-04 (extension)			kein Verfah-ren	k.A.	k.A.	k.A.	k.A.	k.A.	k.A.
Imnovid (previously Pomalidomide Celgene)	CC-4047-MM-002 IFM-2009-02 CC-4047-MM-003	Pomalidomid	01.09.2013	Verfahren abgeschlos-sen	MM-003	I b	niedrig	Erwachsene mit rezi-diviertem oder refrak-tärem multiplen Myelom, die minde-stens zwei vorausge-gangene Therapien, darunter Lenalidomid und Bortezomib, er-halten haben und un-ter der letzten Thera-pie eine Progression gezeigt haben	ca. 1900	beträchtlich
Iclusig	AP24534-07-101	Ponatinib	01.08.2013	Verfahren abgeschlos-sen	AP24534-07-101	IV	hoch	Erwachsene mit chro-nischer myeloischer Leukämie in der chro-nischen Phase, akzelerierten Phase oder Blastenkrise, die behandlungsresistent gegenüber Dasatinib bzw. Nilotinib sind, die Dasatinib oder Nilotinib nicht vertra-gen und bei denen eine anschließende Behand-lung mit Imatinib kli-nisch nicht geeignet ist, oder bei denen eine T315I-Mutation vor-liegt	ca. 500 bis 940	nicht quantifizier-bar

Waren-zeichen	Zulassungsstudien	Wirkstoff	Beginn des Bewertungs-verfahrens	Status	Studien der NB	Evidenz-level Stu-die NB	Verzer-rungs-potential Studie NB	Patientenpopulati-on(en)	Größe der Patienten-populati-on(en)	festgestelltes Ausmaß des Zusatznut-zens
	AP24534+10-201				AP24534-10-201 (PACE-Studie)	IV	hoch	Erwachsene mit Phi-ladelphia-Chromosom-positiver akuter Lymphoblastenleuka-mie, die behandlungs-resistent gegenüber Dasatinib sind, die Dasatinib nicht ver-tragen und bei denen eine anschließende Behandlung mit Imatinib klinisch nicht geeignet ist, oder bei denen eine T315I-Mutation vor-liegt	ca. 25 bis 195	**nicht quantifizier-bar**
Bosulif	Study 3160A4-3000-WW	Bosutinib	01.05.2013	Verfahren abgeschlos-sen	Study 3160A4-200-WW	IV	hoch	Erwachsene mit Phi-ladelphia-Chromosom-positiver chronischer myeloischer Leuka-mie (Ph+ CML) in der chronischen Pha-se (CP), akzelerierten Phase (AP) und Blastenkrise (BK), die mit mindestens einem Tyrosinkinaseinhibito r vorbehandelt wur-den und bei denen Imatinib, Nilotinib und Dasatinib nicht als geeignete Behand-lungsoption angese-hen werden	ca. 380 bis 500	**nicht quantifizier-bar**

Waren-zeichen	Zulassungsstudien	Wirkstoff	Beginn des Bewertungs-verfahrens	Status	Studien der NB	Evidenz-level Studie NB	Verzer-rungs-potential Studie NB	Patientenpopulati-on(en)	Größe der Patienten-populati-on(en)	festgestelltes Ausmaß des Zusatznut-zens
	Study 3160A4-200-WW				Compass onate use setting	IV	hoch			
	Compassionate use setting									
Istodax	GPI-06-0002			kein Verfah-ren	k.A.	k.A.	k.A.	k.A.	k.A.	k.A.
	NCI study 1312									
NexoBrid	MW 2002-04-01			kein Verfah-ren	k.A.	K.A.	k.A.	k.A.	k.A.	k.A.
	MW 2004-11-02 (extension MW 2012-01-02)									
	35-98-910									
	MW 2012-01-02 (extension)									
Adcetris	SG035-0003 (SG035-003)	Brentuximab Vedotin	01.12.2012	Verfahren abgeschlos-sen	SG035-0003	IV	hoch	Erwachsene Patien-ten mit rezidiviertem oder refraktärem CD30+ Hodgkin-Lymphom nach einer autologen Stammzell-transplantation	ca. 60 - 260	**nicht quantifizier-bar**
	SG035-0004 (SG035-004)				SG035-0004 (sALCL)	IV	hoch	Erwachsene Patien-ten mit rezidiviertem oder refraktärem CD30+ Hodgkin-Lymphom nach min-destens zwei voran-gegangenen Thera-pien, wenn eine autologe Stammzell-transplantation oder eine Kombinations-chemotherapie nicht als Behandlungsopti-on in Frage kommt	ca. 60 - 260	**nicht quantifizier-bar**

Waren-zeichen	Zulassungsstudien	Wirkstoff	Beginn des Bewertungs-verfahrens	Status	Studien der NB	Evidenz-level Stu-die NB	Verzer-rungs-potential Studie NB	Patientenpopulati-on(en)	Größe der Patienten-populati-on(en)	festgestelltes Ausmaß des Zusatznut-zens
	Fallserie ASCT-naiver Patienten				Aggregier-te Fallserie ASCT-naiver Pa-tienten	IV	hoch	Erwachsene Patien-ten mit rezidiviertem oder refraktärem sy-stemischen anaplasti-schen großzelligen Lymphom.	ca. 15 - 160	**nicht quantifizier-bar**
Eledyso	PB-06-001			kein Verfah-ren	k.A.	k.A.	k.A.	k.A.	k.A.	k.A.
	PB-06-002									
	PB-06-003 (follow up)									
Glybera	Preparation-01			kein Verfah-ren	k.A.	k.A.	k.A.	k.A.	k.A.	k.A.
	Preparation-02									
	CT-AMT-010-01									
	CT-AMT-011-01									
	CT-AMT-011-02									
	CT-AMT-011-03									
Dacogen	DACO-016 study	Decitabin	01.11.2012	Verfahren abgeschlos-sen	DACO-016	I b	niedrig	Erwachsene Patien-ten ab einem Alter von 65 Jahren mit neu diagnostizierter de novo oder sekun-därer akuter myeloischer Leukä-mie (AML) gemäß der Klassifikation der Weltgesundheitsor-ganisation (WHO), für die eine Standard-Induktionstherapie nicht in Frage kommt	ca. 300 bis 780	gering
	DACO-017 study				(DACO-017)	IV	hoch			

Waren-zeichen	Zulassungsstudien	Wirkstoff	Beginn des Bewertungsverfahrens	Status	Studien der NB	Evidenzlevel Studie NB	Verzerrungspotential Studie NB	Patientenpopulation(en)	Größe der Patientenpopulation(en)	festgestelltes Ausmaß des Zusatznutzens
Revestive	Study CL0600-004 (extension CL0600-005)			kein Verfahren	k.A.	k.A.	k.A.	k.A.	k.A.	k.A.
	Study CL0600-005 (extension)									
	Study CL0600-020 (extension CL0600-021)									
	Study CL0600-021 (extension)									
Jakavi	INCB 18424-351 (COMFORT-I)	Ruxolitinib	15.09.2012	Verfahren abgeschlossen	COMFORT-I	I b	niedrig	Krankheitsbedingter Splenomegalie oder Symptomen bei Erwachsenen mit primärer Myelofibrose (auch bekannt als chronische idiopathische Myelofibrose), Post-Polycythaemia-vera-Myelofibrose oder Post-Essentieller-Thrombozythämie-Myelofibrose.	bis zu ca. 1.600	gering
	INC B424A2-352 (COMFORT-II)	Ruxolitinib (erneute Nutzenbewertung)	15.05.2014	Verfahren §35aSGB V begonnen	COMFORT-II	I b	niedrig			

Waren-zeichen	Zulassungsstudien	Wirkstoff	Beginn des Bewertungs-verfahrens	Status	Studien der NB	Evidenz-level Studie NB	Verzer-rungs-potential Studie NB	Patientenpopulati-on(en)	Größe der Patienten-populati-on(en)	festgestelltes Ausmaß des Zusatznut-zens
Kalydeco	VX08-770-102 (Eudra CT number: 2008-007416-15) (extension study 105)	Ivacaftor	15.08.2012	Verfahren abgeschlossen	VX08-770-102	I b	niedrig	Zystische Fibrose bei Kindern im Alter von 6 bis 11 Jahren mit einer G551D-Mutation im CFTR-Gen	ca. 27	gering
	VX08-770-103 (part B) (Eudra CT number: 2008-007479-26) (extension study 105)				VX08-770-103	I b	niedrig	Zystische Fibrose bei Jugendlichen (ab 12 Jahre) und Erwachsenen mit einer G551D-Mutation im CFTR-Gen	ca. 143	beträchtlich
	Study 105 (extension)				VX08-770-105	IV	hoch			
	Study 104 (Part A)				Modell-simulation der Morta-lität	IV	hoch			
Folotyn	PDX-008			kein Verfah-ren	k.A.	k.A.	k.A.	k.A.	k.A.	k.A.
	PDX-02-078									
	PDX-010									
	PDX-009									
Signifor	study B2305	Pasireotid	15.06.2012	Verfahren abgeschlos-sen	B2305	I b	hoch	Erwachsene Patien-ten mit Morbus Cus-hing, für die ein chi-rurgischer Eingriff keine Option ist oder bei denen ein chirur-gischer Eingriff fehl-geschlagen ist.	ca. 160 bis 360	gering

Warenzeichen	Zulassungsstudien	Wirkstoff	Beginn des Bewertungsverfahrens	Status	Studien der NB	Evidenzlevel Studie NB	Verzerrungspotential Studie NB	Patientenpopulation(en)	Größe der Patientenpopulation(en)	festgestelltes Ausmaß des Zusatznutzens
	study B2208 (extension B2208E1)				B2208	IV	hoch			
	B2208E1 (extension)				B2208E1	IV	hoch			
Bronchitol	Study DPM-CF-202			kein Verfahren	k.A.	k.A.	k.A.	k.A.	k.A.	k.A.
	Study DPM-CF-301									
	Study DPM-CF-302									
	Study DPM-CF-203									
	Study DPM-CF-201									
Xalupran (previously Mercaptopurine Nova Laboratories)	ausführliche Literaturdaten (Puri-Nethol Tabletten)			kein Verfahren	k.A.	k.A.	k.A.	k.A.	k.A.	k.A.
	Survey collective experience									
Vyndaqel	Fx-005	Tafamidis Meglumin	15.12.2011	Verfahren abgeschlossen	Fx-005	I b	niedrig	Transthyretin-Amyloidose bei erwachsenen Patienten mit symptomatischer Polyneuropathie im Stadium 1, um die Einschränkung der peripheren neurologischen Funktionsfähigkeit zu verzögern	40 bis 104	gering
	Fx-006				(Fx-006)	IV	hoch			
	Fx1A-201				Fx1A-201	IV	hoch			
Plenadren	DC 06/02 (part A)(extension DC 06/02 (part B))			kein Verfahren						

Waren-zeichen	Zulassungsstudien	Wirkstoff	Beginn des Bewertungs-verfahrens	Status	Studien der NB	Evidenz-level Stu-die NB	Verzer-rungs-potential Studie NB	Patientenpopulati-on(en)	Größe der Patienten-populati-on(en)	festgestelltes Ausmaß des Zusatznut-zens
	DC 06/02 (part B) (extension)									
	DC 08/01 (follow up)			kein Verfahren						
Votuba	C2485									
	Study M2302									
Tobi Podhaler	C2301			kein Verfahren						
	C2302									
Esbriet	SP3	Pirfenidon	15.09.2011	Verfahren abgeschlossen	PIPF-004	I b	niedrig	Patienten / Erwachsene mit leichter bis mittelschwerer idiopathischer zystischer Fibrose	ca. 6000	nicht quantifizier-bar
	PIPF-004				PIPF-006	I b				
	PIPF-006				SP2	I b				
	SP2				SP3	I b				
	PIPF-002									

Zusammenfassend liefert Tabelle 3 folgende Aussagen:

- Von den 33 im Zeitraum Januar 2011 bis Juni 2014 von der EMA zugelassenen Arzneimitteln für seltene Erkrankungen haben erst 11 Arzneimittel das Verfahren der Frühen Nutzenbewertung nach §35a SGB V in Deutschland durchlaufen (Stand: 31.07.2014). Ein Arzneimittel wurde aufgrund der Geringfügigkeit des erwarteten Umsatzes freigestellt. Sieben Arzneimittel befinden sich aktuell im Verfahren.

- Für drei Arzneimittel lagen ausschließlich Studien mit dem Evidenzlevel IV zur Nutzenbewertung vor. Bezogen auf insgesamt sechs Patientenpopulationen wurde jeweils der Beschluss eines „nicht quantifizierbaren Zusatznutzens" getroffen. Die Entscheidung „nicht quantifizierbar" erhielt auch Pirfenidon im Beschluss des G-BA, obwohl dort vier Studien mit Evidenzlevel I b und niedrigem Verzerrungspotential vorlagen. In der Dossierbewertung für Pirfenidon war das Ausmaß des Zusatznutzens vom IQWIG zunächst als „kein Zusatznutzen belegt" eingestuft worden.

- Bei den sieben Arzneimitteln, zu denen mindestens eine Studie mit Evidenzlevel I b und niedrigem Verzerrungspotential vorlagen, wurde das Ausmaß des Zusatznutzens vom G-BA mit „gering", bei einem Arzneimittel mit „beträchtlich" bestimmt.

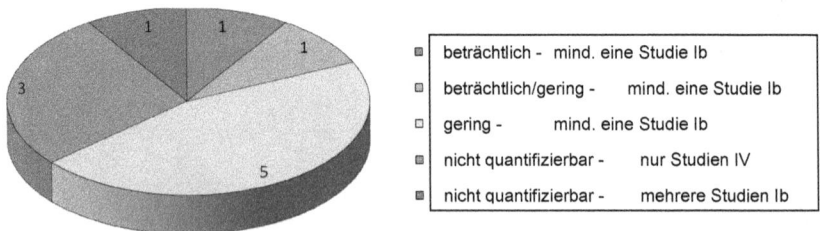

beträchtlich -	mind. eine Studie Ib
beträchtlich/gering -	mind. eine Studie Ib
gering -	mind. eine Studie Ib
nicht quantifizierbar -	nur Studien IV
nicht quantifizierbar -	mehrere Studien Ib

Abbildung 2: Analyse der Frühen Nutzenbewertung von Orphan drugs (insgesamt 11 abgeschlossene Verfahren, Stand: 31.07.2014), Quelle: eigene Abbildung

Aufgrund der geringen Zahl der bisher abgeschlossenen Nutzenbewertungsverfahren, kann man hier nur im Trend bestätigen, dass die Intention des Verfahrens Anwendung findet, wobei die Entscheidung zu Pirfenidon deutlich aus dem Rahmen der übrigen Entscheidungen fällt. Das Ergebnis bestätigt jedoch die in der Masterarbeit aufgestellte These, dass das vom G-BA festgestellte Ausmaß des Zusatznutzens vom Evidenzlevel der vorgelegten Studien beeinflusst wird.

Ebenso kann bisher als Trend beschrieben werden, dass es ab einer laut G-BA-Beschluss für Deutschland berechneten Größe der Patientenpopulation von ca. 1000 in allen Fällen möglich war, Studien des Evidenzlevels I b vorzulegen. Allerdings gab es diese zum Teil auch schon bei sehr kleinen Populationen. Die Möglichkeit der Umsetzung dieser Vorgabe ist jedoch von weiteren Faktoren abhängig, insbesondere davon, um welches Krankheitsbild es sich handelt, wie bedrohlich es ist und welche Therapiealternativen vorhanden sind. Dies kann nur im Einzelfall beurteilt werden. Ein möglicher Zusammenhang kann dadurch entstanden sein, dass für die relativ häufigeren Indikationen bereits Standardtherapien bestehen, gegen die ein klinischer Vergleich ethisch vertretbar ist.

4.4 Preisentwicklung bei Arzneimitteln für seltene Erkrankungen in Deutschland

Die Preisgestaltung von Arzneimitteln ist in Deutschland einer Vielzahl von Regulierungsinstrumenten unterworfen. Bei der Preisentwicklung der hier betrachteten Arzneimittel für seltene Erkrankungen kommen insbesondere die Rabatte der pharmazeutischen Unternehmer nach §130a Abs.1 SGB V, die Vereinbarungen zwischen dem Spitzenverband Bund der Krankenkassen und pharmazeutischen Unternehmern über Erstattungsbeträge für Arzneimittel nach §130b SGB V sowie der Zuschlag nach dem am 01.08.2014 in Kraft getretenen Apothekennotdienstsicherstellungsgesetz (ANSG) in den Blickpunkt.

Um die Einflüsse der verschiedenen Faktoren voneinander abgrenzen zu können und damit die in der Masterarbeit zu untersuchenden Effekte der Qualität der Studien und des Ergebnisses der Frühen Nutzenbewertung auf die Preisbildung deutlicher sichtbar werden zu lassen, werden die Regulierungsinstrumente im Folgenden kurz beschrieben.

4.4.1 Rabatte der pharmazeutischen Unternehmer nach §130a Abs.1 SGB V

Im Zeitraum vom 01.01.2011 bis 31.12.2013 erhielten die Krankenkassen von Apotheken nach §130a Abs.1 SGB V für zu ihren Lasten abgegebene, nicht festbetragsgebundene Arzneimittel einen Abschlag in Höhe von 16 % des Abgabepreises des pharmazeutischen Unternehmers ohne Mehrwertsteuer, die den Apotheken von den pharmazeutischen Unternehmern erstattet wurden. Zum 01.01.2014 änderte sich dieser Abschlag auf in der Regel 7 % (bei patentfreien, wirkstoffgleichen Arzneimitteln auf 6 %, für Importe gelten spezielle Regeln) (95).

Davon sind auch Arzneimittel gegen seltene Erkrankungen betroffen.

4.4.2 Vereinbarungen zwischen dem Spitzenverband Bund der Krankenkassen und pharmazeutischen Unternehmer über Erstattungsbeträge für Arzneimittel nach §130b SGB V

Auf Grundlage des Beschlusses des Gemeinsamen Bundesausschusses über die Nutzenbewertung nach §35a Absatz 3 SGB V vereinbart der Spitzenverband Bund der Krankenkassen (GKV-SV) im Benehmen mit dem Verband der privaten Krankenversicherung mit den pharmazeutischen Unternehmern für alle Krankenkassen Erstattungsbeträge für Arzneimittel, die mit diesem Beschluss keiner Festbetragsgruppe zugeordnet wurden. Dies dürfte bei den Arzneimitteln gegen seltene Erkrankungen der Regelfall sein. Der Erstattungsbetrag wird dabei nicht als absoluter Endpreisbetrag verhandelt, sondern in Form eines Rabatts auf den Abgabepreis des pharmazeutischen Unternehmers ausgedrückt. Näheres zu den Preisverhandlungen für diese Vereinbarungen nach §130b SGB V wurde mit Hilfe der Schiedsstelle in der Rahmenvereinbarung zwischen dem GKV-SV und den Verbänden der pharmazeutischen Unternehmer vom 19.03.2012 festgelegt (96). Danach soll grundsätzlich ein Erstattungsbetrag vereinbart werden, der für den festgestellten Zusatznutzen angemessen ist und einen Ausgleich der Interessen der Versichertengemeinschaft mit denen des pharmazeutischen Unternehmers darstellt. Die Festsetzung des Rabatts erfolgt auf der Ebene der unterschiedlichen Pharmazentralnummern des Arzneimittels. Er gilt ab dem 13. Monat nach erstmaligem Inverkehrbringen des Arzneimittels.

Als Grundlage zur Ermittlung des Erstattungsbetrages wird der Beschluss des G-BA herangezogen.

- Ist ein Zusatznutzen nicht belegt (§5 Abs. 7 Nr.5 AM-NutzenV), darf der Erstattungsbetrag nicht zu höheren Jahrestherapiekosten führen als die festgelegte zweckmäßige Vergleichstherapie.

- Weist ein Arzneimittel einen Zusatznutzen auf, wird der Erstattungsbetrag durch einen Zuschlag in Form eines Eurobetrages auf die Jahrestherapiekosten der zweckmäßigen Vergleichstherapie vereinbart, der sich vor allem nach dem festgestellten Ausmaß des Zusatznutzens (§5 Abs. 7 Nr.1 bis 3 AM-NutzenV) und weiterer Kriterien richtet.

- Bei Arzneimitteln, deren Nutzen geringer ist als der Nutzen der zweckmäßigen Vergleichstherapie (§5 Abs. 7 Nr.6 AM-NutzenV), wird ein Abschlag auf die Jahrestherapiekosten der zweckmäßigen Vergleichstherapie vereinbart.

- Feststellungen aus vorliegenden Beschlüssen des G-BA über Kosten-Nutzen-Bewertungen (§35b Abs.3 SGB V bzw. §139a SGB V Abs.3 Nr.5 SGB V) sind gegebenenfalls zu beachten.

Sofern innerhalb von sechs Monaten nach Veröffentlichung des G-BA-Beschlusses keine Vereinbarung zustande kommt, setzt eine Schiedsstelle den Erstattungsbetrag innerhalb von drei Monaten in einer Ermessensentscheidung fest, sofern weiterhin keine Einigung zwischen den Vertragsparteien erzielt wird. Die Schiedsstelle wurde nach den Vorgaben des §130b SGB V gebildet und setzt sich aus einem unparteiischen Vorsitzenden, zwei weiteren unparteiischen Mitgliedern und je zwei Vertretern der Vertragsparteien des GKV-Spitzenverbandes und der Verbände der pharmazeutischen Unternehmer sowie beratenden Mitgliedern von Patientenorganisationen zusammen.

Die Schiedsstelle hat sich eine Geschäftsordnung gegeben, die am 25.01.2012 vom BMG genehmigt wurde (97).

Folgende Vorgaben im Gesetz und in der Rahmenvereinbarung stehen im Fokus der Betrachtungen der Schiedsstelle (98):

- Festsetzung des Vertragsinhaltes bei Arzneimitteln mit Zusatznutzen

  −Erstattungsbetrag

  −Anforderungen an die Zweckmäßigkeit, Qualität und Wirtschaftlichkeit einer Verordnung

  −Anerkennung als Praxisbesonderheit

  −Berücksichtigung der Abgabepreise im Länderkorb

  −Berücksichtigung der Jahrestherapiekosten vergleichbarer Arzneimittel

- Festsetzung des Vertragsinhalts bei Arzneimitteln ohne Zusatznutzen

  −Erstattungsbetrag

  −Keine höheren Jahrestherapiekosten als zweckmäßige Vergleichstherapie

  −Keine Anerkennung als Praxisbesonderheit

  −Keine Berücksichtigung europäischer Preise

Der Erstattungsbetrag wird in der „Lauer-Taxe" (und anderer Apothekensoftware) veröffentlicht, die Inhalte der Verhandlungen sind hingegen nicht öffentlich zugänglich. Die Transparenz bezüglich der Erstattungsbeträge wurde durch verschiedene Angabeformate und mehreren Änderungen in der Darstellungsweise verringert, wobei jedoch eine Vereinheitlichung angestrebt und im Laufe der Zeit umgesetzt wurde (95). Hintergrund dafür ist der Wunsch der pharmazeutischen Unternehmer, weiterhin einen „Listenpreis" als europäischen Referenzpreis angeben zu können.

4.4.3 Zuschlag nach dem Apothekennotdienstsicherstellungsgesetz

Ab dem 01.08.2013 wird auf Grundlage des zu diesem Zeitpunkt in Kraft getretenen Apothekennotdienstsicherstellungsgesetzes ein Zuschlag von 0,19 Euro (0,16 Euro zzgl. Mehrwertsteuer) pro abgegebene Packung eines verschreibungspflichtigen Arzneimittels erhoben. Mit den Geldern, die in einen vom Deutschen Apothekerverein verwalteten Fonds fließen, werden erstmals pauschale Zuschüsse zu Nacht- und Notdiensten der Apotheken geleistet. (99)

4.4.4 Übersicht der Preisentwicklung der betrachteten Arzneimittel für seltene Erkrankungen in Deutschland

Die Preisentwicklung der Arzneimittel für seltene Erkrankungen, deren Zulassungsantrag von der EMA im Zeitraum Januar 2011 bis Juni 2014 entschieden wurde, wird in der folgenden Tabelle 4 bezogen auf den deutschen Markt dargestellt. Darüber hinaus sind Angaben zum Verfahren der Frühen Nutzenbewertung enthalten. Sofern das Verfahren noch nicht abgeschlossen ist oder keines durchgeführt wurde, sind die Felder mit „k.A." (= keine Angabe) bezeichnet.

Zur besseren Vergleichbarkeit der Preisentwicklung wurde die Differenz zwischen dem Preis zum Zeitpunkt der Aufnahme der jeweiligen Packung eines Arzneimittels in die Lauer-Taxe und dem Preis ein Jahr später sowie zum aktuellen Preis, der Lauer-Fischer online (100) zum Stand 15.07.2014 entnommen wurde, prozentual berechnet. Sofern das Arzneimittel noch nicht ein Jahr lang auf dem deutschen Markt ist, wurde in das entsprechende Preisfeld „n.z." (= nicht zutreffend) eingetragen.

Somit kann zu jedem Produkt der gesamte Verlauf der Markt- und Preisentwicklung verfolgt werden, d.h. ob und wann das Arzneimittel zugelassen wurde, ob und wann es in den deutschen Markt eingeführt wurde, ob ein Verfahren der Frühen Nutzenbewertung durchgeführt wurde sowie die daraus resultierende Bewertung und die Größe der im Beschluss des G-BA genannten Patientenpopulationen und schließlich die bisherige Preisentwicklung. Vorhandene Parallelimporte sind ebenso aufgelistet.

Tabelle 4: Übersicht der Preisentwicklung der betrachteten Arzneimittel für seltene Erkrankungen in Deutschland, Stand: 31.07.2014, Quelle: Lauer-Taxe WEBAPO Infosystem (https://www.lauer-fischer.de) (k.A. = keine Angabe, n.z. = nicht zutreffend, d.h. weniger als 1 Jahr im Markt)

Waren-zeichen	Wirkstoff	Beginn des Bewertungs-verfahrens	Status	Evidenz-level der Studien NB	Ver-zerrungs-potential	Größe der Patienten-popula-tion(en)	festge-stelltes Ausmaß des Zu-satz-nutzens	Datum Aufnahme in die Lauer-Taxe	PZN Lauer-Fischer Stand 15.07.2014	Taxe-VK Pak-kung in Euro Lauer-Fischer zum Datum der Aufnahme	Taxe-VK in Euro Lauer-Fischer 1 Jahr nach Aufnahme	Taxe-VK Packung in Euro Lauer-Fischer Stand 15.07.2014	Feld NBR Lauer-Fi-scher	Differenz von Ta-xe-VK Datum der Aufnahme zu 1 Jahr später bzw. zu heute in Pro-zent
Sylvant	Siltuximab	15.06.2014	Verfahren §35a SGB V begon-nen	k.A.	k.A.	k.A.	k.A.	15.06.2014	10302239 10302245	882,09 3496,09	n.z.	882,09 3496,09	nein	0 % 0 %
Defytha			kein Ver-fahren	k.A.	k.A.	k.A.	k.A.	01.06.2014	10286871	1500,00	n.z.	1500,00	nein	0%
Vimizim	Elosulfase alfa	01.06.2014	Verfahren §35a SGB V begon-nen	k.A.	k.A.	k.A.	k.A.	01.06.2014	10206688	1136,22	n.z.	1136,22	nein	0%
Para-aminosalicy-lic acid Lucane			kein Ver-fahren	k.A.	k.A.	k.A.	k.A.	keine Aufnahme (Zulassung EMA erfolgt)					nein	n.z.
Cholic Acid FGK			kein Ver-fahren	k.A.	k.A.	k.A.	k.A.	keine Aufnahme (Zulassung EMA erfolgt)					nein	n.z.

Waren-zeichen	Wirkstoff	Beginn des Bewertungs-verfahrens	Status	Evidenz-level der Studien NB	Ver-zerrungs-potential	Größe der Patienten-popula-tion(en)	festge-stelltes Ausmaß des Zu-satz-nutzens	Datum Aufnahme in die Lauer-Taxe	PZN Lauer-Fischer Stand 15.07.2014	Taxe-VK Pak-kung in Euro Lauer-Fischer zum Datum der Aufnahme	Taxe-VK in Euro Lauer-Fischer 1 Jahr nach Aufnahme	Taxe-VK Packung in Euro Lauer-Fischer Stand 15.07.2014	Feld NBR Lauer-Fi-scher	Differenz von Ta-xe-VK Datum der Aufnahme zu 1 Jahr später bzw. Aufnahme zu heute in Pro-zent
Adempas	Riociguat	01.05.2014	Verfahren §35a SGB V begon-nen	k.A.	k.A.	k.A.	k.A.	01.05.2014	10284240 10002833 10002856 10002862 10002879 10002885 10002891 10002916 10002922	1943,06 1943,06 3828,80 1943,06 3828,80 1943,06 1943,06 1943,06 3828,80	n.z.	1943,06 1943,06 3828,80 1943,06 3828,80 1943,06 3828,80 1943,06 3828,80	nein	0% 0% 0% 0% 0% 0% 0% 0% 0%
Cometriq			kein Ver-fahren					keine Aufnahme (Zulassung EMA erfolgt)					nein	n.z.
Sirturo	Bedaquilin	15.05.2013	Verfahren §35a SGB V begon-nen	k.A.	k.A.	k.A.	k.A.	15.05.2014	10468476	26913,65	n.z.	26913,65	nein	0%
Opsumit	Macitentan	01.02.2014	Verfahren abge-schlossen	I b	niedrig	877–7.150	k.A.	01.02.2014	10131111 10131105	Klinikpackung 3793,86	n.z.	Klinikpackung 3793,86	nein	n.z. 0%
		14.10.2013	wurde frei-gestellt, Gemeinsa-ger Auftrag/kein Orphan	k.A.	k.A.	k.A.	k.A.	01.03.2014	10179359	Klinikpackung		Klinikpackung	nein	
Orphacol	Cholsäure	15.05.2014	Verfahren §35a SGB V begon-nen	k.A.	k.A.	k.A.	k.A.	15.05.2014	10417824 10417830 10417847	3268,66 6479,99 16113,99	n.z.	3268,66 6479,99 16113,99	nein	0% 0% 0%
Procysbi			kein Ver-fahren					01.04.2014	08501612 08501629	602,70 7227,94	n.z.	602,70 7227,94	nein	0% 0%

Warenzeichen	Wirkstoff	Beginn des Bewertungsverfahrens	Status	Evidenzlevel der Studien NB	Verzerrungspotential	Größe der Patientenpopulation(cm)	festgestelltes Ausmaß des Zusatznutzens	Datum Aufnahme in die Lauer-Taxe	PZN Lauer-Fischer Stand 15.07.2014	Taxe-VK Packung in Euro Lauer-Fischer zum Datum der Aufnahme	Taxe-VK in Euro Lauer-Fischer 1 Jahr nach Aufnahme	Taxe-VK Packung in Euro Lauer-Fischer Stand 15.07.2014	Feld NBR Lauer-Fischer	Differenz von Taxe-VK Datum der Aufnahme zu 1 Jahr später bzw. zu heute in Prozent
Innovid (previously Pomalidomide Celgene)	Pomalidomid	01.09.2013	Verfahren abgeschlossen	I b	niedrig	ca. 1900	beträchtlich	01.09.2013	10022764 10022770 10022787 10022793	12413,21 12608,01 12802,83 12997,64	n.z.	12413,21 12608,01 12802,83 12997,64	ja	0% 0% 0% 0%
Iclusig	Ponatinib	01.08.2013	Verfahren abgeschlossen	IV	hoch	ca. 500 bis 940	nicht quantifizierbar	01.08.2013	08807759 08810299	7350,24 7350,24	n.z.	7350,24 7350,24	ja	0% 0%
				IV	hoch	ca. 25 bis 195	nicht quantifizierbar							
Bosulif	Bosutinib	01.05.2013	Verfahren abgeschlossen	IV	hoch	ca. 380 bis 500	nicht quantifizierbar	01.05.2013	10276588 10276602	1584,54 6166,21	896,00 4347,27	896,00 4347,27	ja	-43% bzw. -43% -29% bzw. -29%
				IV	hoch									
Istodax			kein Verfahren	k.A.	k.A.	k.A.	k.A.	keine Aufnahme (keine Zulassung EMA)						n.z.
NexoBrid			kein Verfahren	k.A.	k.A.	k.A.	k.A.	keine Aufnahme (Zulassung EMA erfolgt)						n.z.
Adcetris	Brentuximab Vedotin	01.12.2012	Verfahren abgeschlossen	IV	hoch	ca. 60 - 260	nicht quantifizierbar	01.12.2012	09916870	4920,41	NBR 818,00	3918,28	ja	-17% bzw. -20%
				IV	hoch	ca. 60 - 260	nicht quantifizierbar							
				IV	hoch	ca. 15 - 160	nicht quantifizierbar							

Waren-zeichen	Wirkstoff	Beginn des Bewertungsverfahrens	Status	Evidenzlevel der Studien NB	Verzerrungspotential	Größe der Patientenpopulation(cm)	festgestellte Ausmaß des Zusatznutzens	Datum Aufnahme in die Lauer-Taxe	PZN Lauer-Fischer Stand 15.07.2014	Taxe-VK Packung in Euro Lauer-Fischer zum Datum der Aufnahme	Taxe-VK in Euro Lauer-Fischer 1 Jahr nach Aufnahme	Taxe-VK Packung in Euro Lauer-Fischer Stand 15.07.2014	Feld NBR Lauer-Fischer	Differenz von Taxe-VK Datum der Aufnahme zu 1 Jahr später bzw. zu heute in Prozent
Elelyso			kein Verfahren	k.A.	k.A.	k.A.	k.A.	keine Aufnahme (keine Zulassung EMA)					nein	n.z.
Glybera			kein Verfahren	k.A.	k.A.	k.A.	k.A.	keine Aufnahme (Zulassung EMA erfolgt)					nein	n.z.
Dacogen	Decitabin	01.11.2012	Verfahren abgeschlossen	I b	niedrig	ca. 300 bis 780	gering	01.11.2012 (Import) 01.03.2014	09781192 10206719 (Import)	1968,63 1928,82	NBR 215,95 n.z.	1498,32 1928,82	ja	-10% bzw. -24% (0%(Import))
				IV	hoch									
Revestive			kein Verfahren	k.A.	k.A.	k.A.	k.A.	keine Aufnahme (Zulassung EMA erfolgt)					nein	n.z.
Jakavi	Ruxolitinib	15.09.2012	Verfahren abgeschlossen	I b	niedrig	bis zu ca. 1.600	gering	15.09.2012	10002543 09529452 09529469 09529529 09529475 09529498 09529587 09529541 09529558	Klinikpackung 2402,72 2560,76 Klinikpackung 4747,43 5081,95 Klinikpackung 4747,43 5081,95	n.z. NBR 417,41 NBR 447,23 n.z. NBR 834,70 NBR 894,32 n.z. NBR 834,70 NBR 894,32	Klinikpackung 1891,10 2022,07(AV) Klinikpackung 3724,34 3986,27(AV) Klinikpackung 3724,34 3986,27(AV)	ja	n.z. -17% bzw. -21% -17% bzw. -21% n.z. -18% bzw. -22% -18% bzw. -22% n.z. -18% bzw. -22% -18% bzw. -22%
	Ruxolitinib (erneute Nutzenbewertung)	15.05.2014	Verfahren §35a SGB V begonnen				k.A.							
Kalydeco	Ivacaftor	15.08.2012	Verfahren abgeschlossen	I b	niedrig	ca. 27	gering	15.08.2012	09921463	25504,2	NBR 1049,94	22088,67	ja	-4% bzw. -13%

Waren-zeichen	Wirkstoff	Beginn des Be-wertungs-verfahrens	Status	Evidenz-level der Studien NB	Ver-zerrungs-potential	Größe der Patienten-popula-tion(en)	festge-stelltes Ausmaß des Zu-satz-nutzens	Datum Aufnahme in die Lauer-Taxe	PZN Lauer-Fischer Stand 15.07.2014	Taxe-VK Pak-kung in Euro Lauer-Fischer zum Datum der Aufnahme	Taxe-VK in Euro Lauer-Fischer 1 Jahr nach Aufnahme	Taxe-VK Packung in Euro Lauer-Fischer Stand 15.07.2014	Feld NBR Lauer-Fischer	Differenz von Ta-xe-VK Datum der Aufnahme zu 1 Jahr später bzw. zu heute in Pro-zent
				I b	niedrig	ca. 143	beträcht-lich							
				IV	hoch									
				IV	hoch									
Folotyn			kein Ver-fahren	k.A.	k.A.	k.A.	k.A.	keine Aufnahme (keine Zulassung EMA)						
Signifor	Pasireotid	15.06.2012	Verfahren abge-schlossen	I b	hoch	ca. 160 bis 360	gering	15.06.2012 (Import 01.06.2013)	09237910 10210483 09651696 09237933 10210508 09237962 10210514 03644838 (Im-port) 03645105 (Im-port) 03645631 (Im-port)	2154,78 4253,23 Klinikpackung 2525,03 4993,70 2525,03 4993,70 2137,82 2508,06 2508,06	NBR 384,24 NBR 768,48 n.z. NBR 452,05 NBR 904,10 NBR 452,05 NBR 904,10 1782,47 2086,91 2086,91	1684,31(AV) 3311,31 Klinikpackung(AV) 1971,43 3885,54 1971,43(AV) 3885,54 1684,31(Import) 1971,43(Import) 1971,43(Import)	ja	-18% bzw. -22% -18% bzw. -22% n.z. -18% bzw. -22% -18% bzw. -22% -18% bzw. -22% -17% bzw. -21% -17% bzw. -21% -17% bzw. -21%
				IV	hoch									
				IV	hoch									
Bronchitol			kein Ver-fahren	k.A.	k.A.	k.A.	k.A.	01.06.2012	08820369 08820435	29,93 499,07	30,23 499,37	30,42 499,56	nein	Anstieg +1% bzw. +2% 0% bzw. 0%
Xalaprine (previously Mercaptop urine Nova Laborato-ries)			kein Ver-fahren	k.A.	k.A.	k.A.	k.A.	15.05.2012	09726201	579,45	579,74	579,93	nein	0% bzw. 0%
Vyndaqel	Tafamidis Meglumin	15.12.2011	Verfahren abge-schlossen	I b	niedrig	40 bis 104	gering	15.12.2011	9275388	18617,07	NBR 3733,46 (14 Mon.) NBR 3809,65(21.)	14065,78	ja	-20% bzw. -20 % bzw. -24%
				IV	hoch									

78

Waren-zeichen	Wirkstoff	Beginn des Bewertungsverfahrens	Status	Evidenz-level der Studien NB	Ver-zerrungs-potential	Größe der Patienten-popula-tion(en)	festge-stelltes Ausmaß des Zu-satz-nutzens	Datum Aufnahme in die Lauer-Taxe	PZN Lauer-Fischer Stand 15.07.2014	Taxe-VK Pak-kung in Euro Lauer-Fischer zum Datum der Aufnahme	Taxe-VK in Euro Lauer-Fischer 1 Jahr nach Aufnahme	Taxe-VK Packung in Euro Lauer-Fischer Stand 15.07.2014	Feld NBR Lauer-Fi-scher	Differenz von Taxe-VK Datum der Aufnahme zu 1 Jahr später bzw. zu heute in Prozent
				IV	hoch									
Plenadren			kein Ver-fahren	k.A.	k.A.	k.A.	k.A.	01.10.2012 (Import) 01.02.2014	09539456 08501598 09539462 08501606 10220464 (Import)	436,81 479,26 711,32 1412,65 711,79	245,12 479,26 711,81 1412,65 n.z.	245,12 479,26 711,81 1412,65 695,91	nein	-44% bzw. -44% 0% bzw. 0% 0% bzw. 0% 0% bzw. 0% -2%
Votubia			kein Ver-fahren	k.A.	k.A.	k.A.	k.A.	01.10.2011 (01.11.2012 (Umg), 15.02.2014 (SuspTbl.))	08816072 08816014 09286699 09911795 09911789 10200183 10200208 10200214	Klinikpackung 1716,18 3335,47 Klinikpackung 4721,60 1358,27 2016,53 3322,66	n.z. 1689,50 (3 Mon.) 3322,17 (3 Mon.) n.z. 4721,90 n.z. n.z. n.z.	Klinikpackung(AV) 1689,99 3322,66 Klinikpackung(AV) 4722,09 1358,27 2016,53 3322,66	nein	n.z. -2% bzw. -2% 0% bzw. 0% 0% bzw. 0% n.z. 0% bzw. 0% 0% 0%
Tobi Podhaler			kein Ver-fahren	k.A.	k.A.	k.A.	k.A.	15.03.2001 15.08.2011 01.04.2011 (Importe 15.12.2013, 15.10.2009, 01.12.2005, 01.07.2013,	00990592 06919394 08459861 (Im-port) 10200636 (Im-port) 05525486 (Im-port) 04762020 (Im-port) 10021655 (Im-port)	3398,82 3370,77 3353,27 3340,98 3383,41 3383,42 3340,76	3398,82 3357,76 3328,53 n.z. 3383,41 3383,42 3059,30	3358,25 3358,25 3059,29 3340,98 3296,32 3075,06 3059,30	nein	0% bzw. -1% 0% bzw. 0% -1% bzw. -9% 0% 0% bzw. -3% 0% bzw. -9% -8% bzw. -8%

Waren-zeichen	Wirkstoff	Beginn des Be-wertungs-verfahrens	Status	Evidenz-level der Studien NB	Ver-zerrungs-potential	Größe der Patienten-popula-tion(en)	festge-stelltes Ausmaß des Zu-satz-nutzens	Datum Aufnahme in die Lauer-Taxe	PZN Lauer-Fischer Stand 15.07.2014	Taxe-VK Pak-kung in Euro Lauer-Fischer zum Datum der Aufnahme	Taxe-VK in Euro Lauer-Fischer 1 Jahr nach Aufnahme	Taxe-VK Packung in Euro Lauer-Fischer Stand 15.07.2014	Feld NBR Lauer-Fi-scher	Differenz von Ta-xe-VK Datum der Aufnahme zu 1 Jahr später bzw. zu heute in Pro-zent
								01.02.2008,	06057113 (Im-port)	3381,41	3381,41	3328,89(AV)		0% bzw. -2%
								01.06.2010,	06488445 (Im-port)	3383,41	3345,72	3328,88(AV)		-1% bzw. -2%
								15.11.2007,	02146966 (Im-port)	3384,42	3384,42	3059,29		0% bzw. -10%
								15.07.2012,	09783216 (Im-port)	3340,48	3340,78	3340,97		0% bzw. 0%
								01.02.2008,	00859550 (Im-port)	3383,42	3383,42	3059,24		0% bzw. -10%
								15.01.2014,	09520304 (Im-port)	3340,78	n.z.	3340,78		0%
								01.12.2005	04762037 (Im-port)	3383,42	3383,42	3298,19(AV)		0% bzw. -3%
Esbriet	Pirfenidon	15.09.2011	Verfahren abge-schlossen	I b	niedrig	ca. 6000	nicht quantifi-zierbar	15.09.2011 (01.01.201 2 N2, Import 01.08.2012)	08881661	3451,07	3451,37 (NBR 303,55 18 Mon.)	3079,51	ja	0% bzw. -9% bzw. -11%
									08881678	Klinikpackung 901,90	n.z.	Klinikpackung(AV) 790,34		n.z.
									08881655		885,78 (NBR 75,88 21 Mon.)			-2% bzw. -8% bzw. -12%
									09755616	3451,07	3369,16	3079,51		-2% bzw. -11%
				I b	niedrig									

Obgleich nur drei der 33 Anträge auf Zulassung als Arzneimittel für seltene Erkrankungen von der EMA versagt wurden, sind neun Arzneimittel bislang nicht auf dem deutschen Markt eingeführt.

Betrachtet man die Arzneimittel gegen seltene Erkrankungen, die kein Verfahren der Frühen Nutzenbewertung durchlaufen haben, findet man nur in einem Fall eine Preissenkung nach einem Jahr um 44 %. Dies scheint jedoch die Korrektur eines Einführungspreises zu sein, der unverhältnismäßig hoch lag. Es handelt sich dabei um die kleinste Packung von PLENADREN in der geringsten Stärke, deren Preis zunächst nur geringfügig unter dem Preis der Packung mit doppelt so vielen Tabletten lag und erst mit der Preisänderung in ein normales proportionales Verhältnis rückte. Bei allen anderen Arzneimitteln gab es keine Preissenkungen außerhalb der technischen, gesetzlich bedingten Änderungen des allgemeinen Herstellerrabatts. Auch durch Importe, die teilweise zunächst einen instabilen Verlauf in der Preisbildungsphase zeigen, wird nur in wenigen Fällen ein um maximal -10 % niedrigerer Preis erreicht.

Die Analyse des Verhältnisses zwischen dem vom G-BA festgestellten Ausmaß des Zusatznutzens und der Preisentwicklung führt zu folgenden Aussagen:

- Das einzige für die gesamte Patientenpopulation mit beträchtlichem Zusatznutzen bewertete Arzneimittel IMNOVID ist noch nicht länger als ein Jahr auf dem Markt, sodass der Preis unverändert geblieben ist.

- In einem Fall hat ein Arzneimittel für die kleinere Patientenpopulation einen geringen Zusatznutzen und für die fünffach so große Patientenpopulation einen beträchtlichen Zusatznutzen zugesprochen bekommen. Nach einem Jahr wurde ein Nutzenbewertungsrabatt von -4% ausgewiesen, etwa zwei Jahre nach Markteintritt liegt aktuell ein um -13% niedrigerer Preis vor.

- Bei allen vier mit geringem Zusatznutzen bewerteten Arzneimitteln lag die Preissenkung in der Folge im Bereich von -20%.

- Bei den Arzneimitteln mit einem nicht quantifizierbaren Zusatznutzen reicht die Spannbreite der Preisreduktion von unter -10% bis auf mehr als -40%.

5. Diskussion der Ergebnisse

Für die Bewertung der Ergebnisse dieser Arbeit muss die Einschränkung vorgenommen werden, dass hier nur die Wirksamkeitsstudien betrachtet wurden. Diese Vorgehensweise entspricht der des G-BA bei der Bestimmung des Ausmaßes des Zusatznutzens nach der Sonderregelung für Orphan drugs, die unter der Prämisse stattfindet, dass durch die Anerkennung der Orphan designation durch die EMA ein Zusatznutzen bereits festgestellt ist und mit der Zulassung eine positive Nutzen-Schaden-Bilanz gezogen wurde. Für eine umfassende Wertung der Evidenzlage für ein Arzneimittel wäre jedoch eine Betrachtung aller Wirksamkeitsstudien und Sicherheitsstudien erforderlich, sodass hier keine abschließenden Aussagen getroffen werden können.

Zum Thema Orphan drugs wird oftmals die von Windeler 2010 (101) postulierte These in die Diskussion eingebracht, dass der Sonderstatus von Orphan drugs von der Pharmaindustrie gezielt ausgenutzt wird. Eine Strategie der Firmen sei es demnach, auch relativ häufige Krankheiten, wie zum Beispiel Krebserkrankungen, in kleine Untergruppen der zu behandelnden Patienten zu zerlegen, um dann „scheibchenweise" Orphan-Drug-Status beanspruchen zu können. Für dieses Vorgehen wurde der Begriff „Slicing" gebildet. Der zweite Teil der Strategie setzt nach Meinung Windelers dann ein, wenn die Zulassung erteilt wurde und von den Firmen danach ohne Erweiterung der Zulassung eine schleichende Indikationsausweitung vorangetrieben wird, die dann zu einem „off-label use" in den zusätzlich beanspruchten Indikationsbereichen führt („Nichebuster" statt „Blockbuster").

Diese These scheint aber im überwiegenden Teil der hier analysierten Fälle nicht zuzutreffen und daher zu absolut formuliert zu sein, sodass die Entwicklung weiter verfolgt bzw. differenziert betrachtet werden muss.

Einem willkürlichen „Slicing" steht auch die Voraussetzung der Anerkennung der Orphan designation durch die EMA entgegen. Diese Hürde scheint bei der EMA schwieriger zu nehmen zu sein als beispielsweise bei der FDA, wie das Beispiel von Crizotinib zeigt. Crizotinib erhielt von der FDA den Status eines Orphan drug für die Indikation einer genetisch definierten Subgruppe des Bronchialkarzinoms, von dem eine unterhalb des Schwellenwertes gelegene Anzahl Patienten in den Vereinigten Staaten betroffen ist (102). Die EMA lehnte hingegen eine Orphan designation ab (103). Die Europäische Behörde legt für ihre Entscheidung die Häufigkeit der Erkrankung insgesamt zugrunde, also im Beispiel von Crizotinib das Bronchialkarzinom, und sieht die im Test nachgewiesene genetische Abweichung nur als ein Merkmal einer Ausprägung davon (104). Um die Definition einer abgegrenzten Orphan designation zu erfüllen, muss darüber hinaus nachgewiesen sein, dass der für die Orphan designation vorgesehene Wirkstoff nur bei dieser Entität wirkt (53). Wiederum am Beispiel Crizotinib verdeutlicht, hätte für die Anerkennung als Orphan designation nachgewiesen werden müssen, dass Crizotinib ausschließlich bei Patienten mit der genetischen Sonderform des Bronchialkarzinoms wirkt, aber keine Wirkung bei anderen Formen des Bronchialkarzinoms hat.

Allgemein erkennt man einen rational begründeten Ansatz, da gerade bei Arzneimitteln für seltene Erkrankungen oftmals ein Wirkmechanismus vorliegt, der auch bei anderen (seltenen) Erkrankungen aufgrund der Pathophysiologie viel versprechend erscheint und die Einsatzmöglichkeiten in der Folge sukzessiv untersucht werden. Ziel ist die optimale Nutzung des Potentials neuer Wirkstoffe, wie beispielsweise von Riociguat bei pulmonaler arterieller Hypertonie und bei Morbus Castleman.

Eine andere Facette davon ist, dass bereits bekannte Wirkstoffe für die Behandlung seltener Erkrankungen erprobt werden, wie beispielsweise Mannitol oder Paraaminosalicylsäure.

Beachtet werden sollten auch die generellen Veränderungen in der Zulassungssituation, die sich nicht zuletzt auch auf Arzneimittel gegen seltene Erkrankungen auswirken.

Folgende Beispiele zeigen, dass früher deutlich weiter gefasste Zulassungen ausgesprochen wurden:

Beispiel AMÉTYCINE® 20 mg, Mitomycin, Zulassung vom 03.09.1997:
Anwendungsgebiete
Blasentumoren, Magen-, Bronchial-, Pankreas-, Kolon-, Rektum-, Mamma-, Leberzell-, Zervix-, Ösophaguskarzinom, Karzinome im Kopf-Hals-Bereich, chronisch-myeloische Leukämie, Osteosarkom (Fachinfo AMÉTYCINE (105))

Beispiel Eto-GRY® Konzentrat zur Herstellung einer Infusionslösung, Etoposid, Zulassung vom 10.09.1999:

> Anwendungsgebiete
>
> Etoposid ist ein antineoplastisch wirkendes Arzneimittel, das allein oder in Kombination mit anderen chemotherapeutischen Substanzen angewandt werden kann.
>
> Aktuelle Daten weisen darauf hin, dass Etoposid bei der Therapie des kleinzelligen Bronchialkarzinoms und des therapieresistenten nichtseminomatösen Hodenkarzinoms angewandt werden kann.
>
> Anwendung bei Kindern: Sicherheit und Wirksamkeit bei Kindern sind nicht evaluiert worden (Fachinfo Eto-GRY (106)).

Aktuell werden die Indikationen, für die ein Arzneimittel zugelassen wird, deutlich eingegrenzter formuliert und oft mit weiteren Beschränkungen belegt, wie dem Einsatz nur in Zweit- oder Drittlinientherapie, mit begleitenden anderen Maßnahmen oder nur bei Vorliegen bestimmter zusätzlicher Voraussetzungen.

Teilweise wird versucht, in der Formulierung der zugelassenen Anwendungsgebiete die in den zugrunde liegenden Zulassungsstudien behandelten (bzw. bevorzugt oder besonders erfolgreich behandelten) Patientengruppen widerzuspiegeln, die sehr spezifisch sein können. Dies muss nicht von vornherein die Intention des pharmazeutischen Unternehmers sein, sondern kann sich ebenso während des Zulassungsprozesses im Zusammenspiel mit den Behörden entwickeln. Auch durch diese vordergründig regulatorischen Vorgänge kann die Indikation eines Arzneimittels so beschränkt werden, dass sie der Definition einer „seltenen Erkrankung" entspricht.

Als weiterer ursächlicher Grund für die Reduzierung der potenziellen Behandlungsgruppen im Laufe der Zeit ist zu nennen, dass man ein immer besseres und vor allem spezifischeres Wissen über die Krankheitsentstehung, Diagnosestellung und Therapie gewinnt, gerade bei den im Bereich der seltenen Erkrankungen häufig relevanten genetischen Ursachen. Insofern spiegelt die gegenwärtige Zulassungspraxis auch einen sich abzeichnenden Trend zu einer stärker individualisierten bzw. stratifizierten Therapie wider (107)

Ob womöglich in einigen Fällen die denkbare Strategie verfolgt wird, Arzneimittel zunächst für eine seltene Erkrankung mit dem Orphan-Drug-Status zur Zulassung zu bringen und dann später im Off-label-use eine breitere Anwendung zu forcieren, kann im Rahmen dieser Masterarbeit nicht beurteilt werden. Dazu wäre beispielsweise eine Analyse der Verordnungs- und Umsatzdaten, die im Rahmen der Masterarbeit nicht zur Verfügung standen, im Vergleich zu dem errechneten Produkt der in der Frühen Nutzenbewertung ermittelten Jahrestherapiekosten und der Größe der Patientenpopulation durchzuführen. Entsprechende Kontrollmechanismen sind jedoch bereits auf europäischer Ebene und nationaler Ebene eingerichtet, die bei Überschreiten von festgesetzten Schwellenwerten des regelmäßig ermittelten Umsatzes greifen und so einen ausufernden Missbrauch des Orphan-Drug-Status aufdecken würden.

Das große öffentliche Interesse an dem für die Masterarbeit gewählten Thema wird unter anderem auch dadurch deutlich, dass das Bundesministerium für Gesundheit im Jahr 2012 einen Auftrag an das IQWIG zur Bewertung und Auswertung von Studien bei seltenen Erkrankungen erteilt hat. Der Rapid Report wurde inzwischen an den Auftraggeber versandt und wird voraussichtlich am 06.10.2014 veröffentlicht (108).

Durch eine weiter führende Literaturrecherche fanden sich darüber hinaus bereits einige Publikationen zu Untersuchungen der Qualität von Studien mit Orphan drugs:

Joppi 2012 (109) untersuchte den Zeitraum des ersten Jahrzehnts der Verfahren für Orphan drugs auf Ebene der EMA von 2000 bis 2010. Von 845 Anträgen auf eine Orphan designation erhielten 684 eine positive Opinion (81%), 14 eine negative (2%) und 147 Anträge (21%) wurden zurückgezogen. Insgesamt wurden in diesem Zeitraum 108 Anträge auf Zulassung als Arzneimittel für seltene Erkrankungen gestellt, davon erhielten 63 Arzneimittel (58%) die Zulassung für insgesamt 73 Indikationen bei 64 Krankheitsbildern. Für 38 Arzneimittel (60 %) lagen RCT vor, nahezu die Hälfte der zugelassenen Arzneimittel (31 von 63; 49 %) wurde gegen Placebo geprüft und nur 7 Arzneimittel (11 %) gegen einen aktiven Komparator. Ein Drittel der Orphan drugs wurde mit Studienpopulationen von < 100 getestet (21 von 63), etwa ein Viertel mit Fallzahlen von 100-200 (15 von 63), knapp ein Drittel mit 200-500 (19 von 63) und nur für 8 von 63 lagen Studien für Populationen von > 500 vor.

Da Joppi bereits 2009 eine vergleichbare Untersuchung durchgeführt hatte (110), konnte die Entwicklung bezogen auf die separaten Auswertungszeiträume 2000-2007 und 2008-2010 beider Studien verglichen werden. Der Anteil der positiven

Opinions bezogen auf die eingereichten Anträge auf Anerkennung der Orphan designation stieg von 74 % in den Jahren 2000-2007 auf 92 % in den Jahren 2008-2010 an. Der Anteil der genehmigten Zulassungsanträge sank dagegen von 63 % auf 50 % ab (109).

In dem von Joppi betrachteten ersten Jahrzehnt des umgestalteten Zulassungsverfahrens von 2000 bis 2010 wurden 63 Arzneimittel für seltene Erkrankungen zugelassen. Demgegenüber wurden in dem in der Masterarbeit betrachteten, direkt anschließenden Zeitraum von Januar 2011 bis Juni 2014 allein 33 Zulassungen erteilt, woraus ein erheblicher Anstieg der verfügbaren Arzneimittel für Patienten mit seltenen Erkrankungen ersichtlich wird.

Joppi (109) wählte eine statistische Darstellung der Qualität der Studien bezogen auf die Zahl der Arzneimittel und ermittelt einen Anteil von 60 % vorliegender RCT für 2000 bis 2010. In der vorliegenden Masterarbeit wird für Januar 2011 bis Juni 2014 ein Anteil eingereichter RCT von 44 % bezogen auf die Anzahl der betrachteten Studien erreicht. Die Quote der Placebostudien liegt bei 49 % der Arzneimittel in 2000 bis 2010 gegenüber 23 % der Studien von Januar 2011 bis Juni 2014. Ein direkter Vergleich der Ergebnisse ist aufgrund der unterschiedlichen Erhebungs- und Bewertungsmethodik allerdings nicht möglich, da beispielsweise Angaben zu den von Joppi gewählten Kriterien zur Auswahl der betrachteten Studien fehlen. Der Methodik der Masterarbeit folgend auf die 33 Wirkstoffe des Zeitraumes Januar 2011 bis Juni 2014 bezogen, errechnet sich ein Anteil von 82 % Wirkstoffen, zu denen mindestens ein RCT vorlag, und 48 % der Wirkstoffe, zu denen es eine Placebostudie gab. Zu 91 % der Wirkstoffe wurden Studien eingereicht, in denen gegen keinen geeigneten Komparator geprüft wurde. Bei 18 % der Wirkstoffe lag gar keine Studie vor, in der gegen einen geeigneten Komparator geprüft wurde. Damit war der Anteil der Studien mit geeigneten aktiven Komparatoren in allen Zeiträumen gering, was durch die besonderen Bedingungen im Bereich der seltenen Erkrankungen zu erklären ist.

Einerseits erscheint es bedenklich, dass bei einem so hohen Anteil an Studien nicht gegen einen geeigneten Komparator geprüft wurde. Auf der anderen Seite überrascht es allerdings auch nicht, denn wenn es eine geeignete, bestenfalls sogar zugelassene Alternativtherapie bereits gäbe, entfiele die zwingende Notwendigkeit, ein weiteres Arzneimittel gegen eine seltene Erkrankung zu entwickeln. In Bezug auf die Wahl eines Placebos oder einer Nichtbehandlung bzw. Best Supportive Care als Komparator in einer Studie, treten ethische Bedenken dagegen umso mehr in den Vordergrund, je erfolgversprechender ein neuer Therapieansatz erscheint. Wenn Wirkstoffe in den ersten Phasen der Entwicklung ein hohes Therapiepotential zeigen, fällt die Entscheidung häufig zugunsten einer einarmigen Studie, um Patienten mit schwerwiegender, insbesondere kurzzeitig lebensbedrohlicher Erkrankung eine womöglich erfolgreiche Therapie nicht vorzuenthalten.

Unter dem Vorbehalt der unterschiedlichen statistischen Bezugsgrößen scheint sich jedoch eine unterschiedliche Verteilung der in die Studien, die von Joppi untersucht wurden, einbezogenen Populationsgrößen abzuzeichnen. In der Masterarbeit wurde für Januar 2011 bis Juni 2014 berechnet, dass die Hälfte der Studien (54 von 111 Studien, 49 %) mit einer Fallzahl von <100 durchgeführt wurde, 24 von 111 Studien (22 %) hatten eine Fallzahl zwischen 100 und 200, 18 von 111 Studien (16 %) zwischen 200 und 400 sowie 14 von 111 Studien (13 %) eine Fallzahl >400. Dies ist ein deutlich höherer Anteil von Studien mit kleinen Patientenzahlen. Dies käme dem Charakter der Orphan drugs auch näher.

Für die USA untersuchten Mitsumoto 2009, Kesselheim 2011 und Orfali 2012 die Situation für Orphan drugs mit einem vergleichbaren Ansatz.

Mitsumoto 2009 (111) analysierte die Qualität der Studien, die der amerikanischen Zulassungsbehörde FDA im Bereich der neurologischen Erkrankungen vorgelegen haben und verglich die Studien, die für Orphan drugs eingereicht wurden, mit den Studien für Nicht-Orphans. Von 1998 bis 2002 wurden 343 Orphan designations ausgesprochen und von 2003 bis 2007 eine höhere Zahl von 608. Im Zeitraum bis 2007 wurden 19 Orphan drugs für seltene neurologische Erkrankungen zugelassen, für die 33 Pivotalstudien (Zulassungsstudien zum Beleg der Wirksamkeit) vorlagen. Für 74 % der Arzneimittel lag mindestens ein RCT, für 32 % lagen mindestens zwei RCT vor und nur für fünf Arzneimittel gab es keinen RCT. Bei 11 der 33 Studien (33 %) wurde nicht gegen Placebo geprüft, 4 der 33 Studien (12 %) waren nicht randomisiert. Die Größe der Studienpopulation wurde mit durchschnittlich 163 berechnet.

Der Anteil an RCT scheint in der Untersuchung von Mitsumoto 2009 demnach (bezogen auf die Anzahl der Arzneimittel) in einer ähnlichen Größenordnung zu liegen wie bei den in der Masterarbeit betrachteten Studien, wobei auch hier von einer eingeschränkten Vergleichbarkeit aufgrund abweichender Methodik ausgegangen werden muss.

Kesselheim 2011 (112) verglich die der FDA im Zeitraum 2004-2010 vorgelegten klinischen Studien von Orphan drugs im Vergleich zu Nicht-Orphan-Drugs in onkologischen Indikationen. 23 Pivotalstudien zu 15 onkologischen Orphan drugs wurden analysiert. Sieben Studien (30 %) waren randomisiert, davon wurden in vier RCT (27%) gegen einen aktiven Komparator getestet, in einer gegen Placebo (7%) und in zwei gegen Supportive Care (13%). Ein Mittelwert von 96 Studienteilnehmern wurde bezüglich der einbezogenen Studienpopulationen berechnet.

Damit ist der Anteil der RCT bei den analysierten onkologischen Studien deutlich niedriger als in den Untersuchungen bei nicht-onkologischen Indikationen im Bereich der FDA bzw. bei den in der Masterarbeit analysierten Studien.

Orfali 2012 (113) untersuchte den Zeitraum 2001 bis 2011, in dem 155 Orphan drugs von der FDA zugelassen wurden. Bezogen auf erstmalige Zulassungen mit neuen Wirkstoffen wurden davon 43 Zulassungen in den vier nicht-onkologischen Indikationsgebieten neurologischer, haematologischer, endokrinologischer und pulmonaler seltener Erkrankungen ausgesprochen. Aufgrund fehlender Daten wurden davon nur 37 Orphan drugs im Vergleich zu den im gleichen Zeitraum in diesen Indikationen zugelassenen 58 Nicht-Orphan-Drugs analysiert. Im Ergebnis wird berichtet, dass 76 % der Studien zu den Arzneimitteln für seltene Erkrankungen randomisiert waren und in 73 % gegen Placebo geprüft wurde. Nach Berechnung der Durchschnittswerte lagen für die Orphan drugs 2,8 Studien mit Daten zu 390 Patienten vor, mit durchschnittlich 166 Patienten in der jeweils größten Studie.

Hier ist ein höherer Anteil an randomisierten und gegen Placebo geprüften Studien ermittelt worden als in der vorliegenden Masterarbeit. Offen bleibt allerdings, ob dies der Beschränkung auf nicht-onkologische Indikationen, dem früheren Analysenzeitraum oder einer abweichenden Zulassungspraxis der amerikanischen FDA zuzuschreiben ist.

Die Definition eines Orphan drug der amerikanischen FDA mit einem Schwellenwert von insgesamt 200.000 betroffenen Patienten in den Vereinigten Staaten unterscheidet sich in der Herangehensweise von der der EMA mit der Grenze von 5:10.000 Einwohnern der Europäischen Gemeinschaft. Faktisch stimmen die Patientenzahlen in der Größenordnung jedoch überein, wenn man die 200.000 Patienten in den USA mit einer geschätzten Gesamteinwohnerzahl im Jahr 2014 von 318 Mio. (114) den 230.000 Patienten gegenüberstellt, die sich aus dem Verhältnis von 5:10.000 bei einer geschätzten Gesamteinwohnerzahl der EU im Jahr 2014 von 507 Mio. (115) errechnen. Bei Berechnung des Verhältnisses aus diesen Angaben ergibt sich aktuell mit 6,3:10.000 ein etwas höherer Schwellenwert für die USA, der jedoch mit der kontinuierlich steigenden Einwohnerzahl der USA stetig sinkt.

Mit etwas anderem Fokus analysierte Dupont 2010 (116) die belgischen Entscheidungen zur Erstattung von Orphan drugs von 2002 bis 2005. Zwar wird die Zulassung für Orphan drugs inzwischen zentral auf europäischer Ebene durchgeführt, die Entscheidungen bezüglich der Erstattung werden jedoch auf nationaler Ebene auf sehr unterschiedliche Weise gefällt. In Belgien wird die Entscheidung vom Sozialministerium getroffen, das aber die Empfehlung der 2002 gegründeten belgischen Commission on Reimbursement of Medicines (CRM) zu berücksichtigen hat, die eine relative therapeutische Bewertung neuer Arzneimittel nach EBM-Kriterien vornimmt.

22 der 25 Anträge auf Erstattung (88 %) waren erfolgreich. 13 der 25 bei der CRM eingereichten Dossiers (52 %) enthielten mindestens einen RCT. Obwohl nur sieben der seltenen Erkrankungen nicht mit bereits auf dem Markt verfügbaren Arzneimitteln behandelt werden konnten, wurden nur in drei Dossiers RCT mit aktiven Komparatoren vorgelegt (12%). 12 Dossiers (48 %) enthielten Placebo-kontrollierte RCT. Damit ergibt sich in dieser belgischen Untersuchung ein ähnliches Bild der Studien wie in der vorliegenden Masterarbeit.

Dupont diskutiert auch, dass aufgrund der besonderen Gegebenheiten bei Orphan drugs ein niedrigeres Evidenzlevel, eine größere Unsicherheit der klinischen Effektivität, der Sicherheit und der inkrementalen Kosten-Effektivität sowie ein höherer Budget impact zu akzeptieren seien.

Als Kriterium für die Entscheidung der Erstattung und damit der Allokation der begrenzten Ressourcen sollte jedoch neben dem Vorliegen einer ausreichenden Evidenz nicht die Seltenheit einer Erkrankung, sondern vielmehr ihre Schwere und Bedrohlichkeit herangezogen werden.

6. Schlussfolgerungen

Sowohl die europäischen als auch weltweiten Maßnahmen zur Förderung der Forschungstätigkeiten im Bereich der seltenen Erkrankungen scheinen gegriffen zu haben. In den letzten Jahren steigt die Anzahl der ausgewiesenen Orphan designations und der zugelassenen Arzneimittel für seltene Erkrankungen an.

Die vorliegende Arbeit belegt mit der Untersuchung des Studiendesigns der zur Zulassung und in der Frühen Nutzenbewertung vorgelegten Studien, dass die Durchführung der klinischen Studien bei seltenen Erkrankungen auf Grund der damit verbundenen Besonderheiten mit methodischen Schwierigkeiten behaftet ist. Nur ein Teil der Studien kann im Vergleich mit einem geeigneten Komparator durchgeführt werden, selbst wenn ein Studiendesign des hohen Evidenzlevels der randomisierten kontrollierten Studie angestrebt wird. Oftmals gibt es noch keine geeignete Alternativtherapie. Daraus leiten sich methodische und ethische Gründe ab, die dazu beitragen, dass ein großer Teil der vorliegenden Studien als einarmige Studien durchgeführt wurde. Die bei den seltenen Erkrankungen zwangsläufig kleinen Patientenzahlen führen nicht nur zu kleinen Teilnehmerzahlen in den Studien, sondern erschweren oder verzögern durch die örtlich und zeitlich schwierige Rekrutierung der Studienteilnehmer auch den Ablauf der durchzuführenden Studien.

Der global erhobenen Forderung, dass auch Patienten mit seltenen Erkrankungen das gleiche Recht haben sollten, mit Arzneimitteltherapien bestmöglicher Evidenz behandelt zu werden (53), scheint damit besser als noch vor Jahren entsprochen zu werden. Die Frühe Nutzenbewertung nach §35a SGB V trägt mit ihrer konsequenten Forderung nach Studien mit patientenrelevanten Endpunkten dazu bei, das Niveau des Belegs der Wirksamkeit der Arzneimittel für seltene Erkrankungen zu steigern.

Die Aussage, dass die Evidenzlevel der zur Frühen Nutzenbewertung eingereichten Studien Auswirkungen auf die festgestellte Quantifizierung des Zusatznutzens und auf die weitere Preisentwicklung haben, kann aufgrund der bisher sehr eingeschränkten Datenlage nur mit Vorsicht getroffen werden.

Zu den langfristigen Folgen der Festsetzung von Erstattungsbeträgen für die in der Frühen Nutzenbewertung bewerteten Arzneimittel für seltene Erkrankungen kann die Masterarbeit noch keine Aussage treffen, da es bisher zu wenig nachvollziehbare Fälle gibt und der Beobachtungszeitraum bisher zu kurz ist. Es ist dennoch zu hoffen, dass sich das Spektrum der Arzneimittel, die für Patienten mit seltenen Erkrankungen entwickelt wurden, nicht durch aus ökonomischen Gründen veranlasste Marktrücknahmen wieder einengt. Wünschenswert erscheint ein kontinuierlicher Lernprozess mit dem Ziel, Studien mit bestmöglichem Evidenzlevel sowohl vor als auch nach Markteintritt vorzulegen, die auf die Besonderheiten dieser Arzneimittel und Patientengruppen abgestimmt sind.

7. Literaturverzeichnis

1. Spiegel online Florian Diekmann. 700-Euro-Pille von Sovaldi; 06.08.2014. Available from: http://www.spiegel.de/wirtschaft/soziales/sovaldi-warum-eine-pille-700-euro-kosten-darf-a-984738-druck.html.

2. Verband der Ersatzkassen. vdek fordert: Politik muss Wucherpreise für neue Medikamente unterbinden – AMNOG nachbessern! Hepatitis-C-Medikament Sovaldi ist kein Einzelfall; 14.08.2014. Available from: http://www.gesundheit-adhoc.de/vdek-fordert-politik-muss-wucherpreise-fuer-neue-medikamente-unterbinden-amnog-nachbessern.html.

3. European Medicines Agency. Übersicht der Zulassungen für Arzneimittel für seltene Leiden im Zeitraum von Januar 2011 bis Juni 2014. [updated letzter Zugriff am 19.07.2014]; Available from: http://www.ema.europa.eu.

4. European Medicine Agency. Refusal of the marketing authorisation for Istodax (romidepsin) vom 15 November 2012. Available from: http://www.ema.europa.eu.

5. European Medicine Agency. Refusal of the marketing authorisation for Elelyso (taliglucerase alfa) vom 22 November 2012. Available from: http://www.ema.europa.eu.

6. European Medicine Agency. Refusal of the marketing authorisation for Folotyn (pralatrexate) vom 19 April 2012. Available from: http://www.ema.europa.eu.

7. European Medicines Agency. Assessment report Adcetris, International non-proprietary name: brentuximab vedotin, Procedure No. EMEA/H/C/002455, 19 July 2012, EMA/702390/2012, Committee for Medicinal Products for Human Use (CHMP). Available from: http://www.ema.europa.eu.

8. European Medicine Agency. Assessment report Adempas, International non-proprietary name: riociguat, Procedure No. EMEA/H/C/002737/0000, 23 January 2014, EMA/CHMP/734750/2013, Committee for Medicinal Products for Human Use (CHMP). Available from: http://www.ema.europa.eu.

9. European Medicines Agency. Assessment report Bosulif, International non-proprietary name: bosutinib, Procedure No. EMEA/H/C/002373, 17 January 2013, EMA/70979/2013, Committee for Medicinal Products for Human Use (CHMP). Available from: http://www.ema.europa.eu.

10. European Medicines Agency. Assessment report Bronchitol, International non-proprietary name: mannitol, Procedure No. EMEA/H/C/001252, 16 February 2012, EMA/CHMP/121817/2012, Committee for Medicinal Products for Human Use (CHMP). Available from: http://www.ema.europa.eu.

11. European Medicines Agency. Assessment report cholic acid FGK, International non-proprietary name: cholic acid, Procedure No.: EMEA/H/C/002081, 23 January 2014, EMA/CHMP/29074/2014, Committee for Medicinal Products for Human Use (CHMP). Available from: http://www.ema.europa.eu.

12. European Medicines Agency. Assessment report Cometriq, International non-proprietary name: cabozantinib, Procedure No. EMEA/H/C/002640/0000, 19 December 2013, EMA/97103/2014, Committee for Medicinal Products for Human Use (CHMP). Available from: http://www.ema.europa.eu.

13. European Medicines Agency. Assessment report Dacogen, International non-proprietary name: decitabine, Procedure No. EMEA/H/C/002221, 19 July 2012, EMA/620205/2012, Committee for Medicinal Products for Human Use (CHMP)

Available from: http://www.ema.europa.eu.

14. European Medicines Agency. Assessment report Defitelio, International non-proprietary name: Defibrotide, Procedure No. EMEA/H/C/002393, 25 July 2013, EMA/CHMP/824715/2012, Committee for Medicinal Products for Human Use (CHMP). Available from: http://www.ema.europa.eu.

15. European Medicines Agency. Assessment report Deltyba, International non-proprietary name: delamanid, Procedure No.: EMEA/H/C/002552, 5 December 2013, EMA/55567/2014, Committee for Medicinal Products for Human Use (CHMP). Available from: http://www.ema.europa.eu.

16. European Medicines Agency. Assessment report Elelyso, International non-proprietary name: taliglucerase alfa, Procedure No.: EMEA/H/C/002250, 03 July 2012 Rev.1, EMA/CHMP/399615/2012, Committee for Medicinal Products for Human Use (CHMP). Available from: http://www.ema.europa.eu.

17. European Medicines Agency. Assessment report Esbriet, International Nonproprietary Name: pirfenidone, Procedure No. EMEA/H/C/002154, 16 December 2010, EMA/CHMP/115147/2011, Committee for Medicinal Products for Human Use (CHMP). Available from: http://www.ema.europa.eu.

18. European Medicines Agency. Assessment report Folotyn, International non-proprietary name: pralatrexate, Procedure No. EMEA/H/C/002096, 19 April 2012, EMA/453346/2012, Committee for Medicinal Products for Human Use (CHMP). Available from: http://www.ema.europa.eu.

19. European Medicines Agency. Assessment Report Glybera, International Nonproprietary Name: Alipogene tiparvovec, Procedure No. EMEA/H/C/002145, 19 July 2012, EMA/882900/2011, Committee for Medicinal Products for Human Use (CHMP). Available from: http://www.ema.europa.eu.

20. European Medicines Agency. Assessment report Iclusig, International non-proprietary name: PONATINIB, Procedure No EMEA/H/C/002695/0000, 21 March 2013, EMA/CHMP/220290/2013, Committee for Medicinal Products for Human Use (CHMP). Available from: http://www.ema.europa.eu.

21. European Medicines Agency. Assessment report Pomalidomide Celgene, International non-proprietary name: pomalidomide, Procedure No. EMEA/H/C/002682, 30 May 2013, EMA/CHMP/427059/2013, Committee for Medicinal Products for Human Use (CHMP). Available from: http://www.ema.europa.eu.

22. European Medicines Agency. Assessment report Istodax, International non-proprietary name: romidepsin, Procedure No. EMEA/H/C/002122, 15 November 2012, EMA/CHMP/27767/2013, Committee for Medicinal Products for Human Use (CHMP). Available from: http://www.ema.europa.eu.

23. European Medicines Agency. Assessment report Jakavi, International non-proprietary name: ruxolitinib, Procedure No. EMEA/H/C/002464, 19 April 2012, EMA/465846/2012, Committee for Medicinal Products for Human Use (CHMP). Available from: http://www.ema.europa.eu.

24. European Medicines Agency. Assessment report Kalydeco, International non-proprietary name: ivacaftor, Procedure No.: EMEA/H/C/002494//0000, EMA/473279/2012, Committee for Medicinal Products for Human Use (CHMP). Available from: http://www.ema.europa.eu.

25. European Medicines Agency. Assessment report NexoBrid, International non-proprietary name: Concentrate of proteolytic enzymes enriched in bromelain, Procedure No. EMEA/H/C/002246, 20 September 2012, EMA/648483/2012, Committee for Medicinal Products for Human Use (CHMP). Available from: http://www.ema.europa.eu.

26. European Medicines Agency. Assessment report Opsumit, International non-proprietary name: MACITENTAN, 24 October 2013, EMA/457699/2013, Committee for Medicinal Products for Human Use (CHMP). Available from: http://www.ema.europa.eu.

27. European Medicines Agency. Assessment report Orphacol, International non-proprietary name: cholic acid, Procedure No.: EMEA/H/C/001250//0000, 14 April 2011, EMA/596651/2013, Committee for Medicinal Products for Human Use (CHMP). Available from: http://www.ema.europa.eu.

28. European Medicines Agency. Assessment report Para-aminosalicylic acid Lucane, International non-proprietary name: para-aminosalicylic acid, Procedure No.: EMEA/H/C/002709, 29 November 2013, EMA/18511/2014, Committee for Medicinal Products for Human Use (CHMP). Available from: http://www.ema.europa.eu.

29. European Medicines Agency. Assessment report Plenadren, International nonproprietary name: hydrocortisone, Procedure No. EMEA/H/C/2185, 21 July2011, EMA/CHMP/424438/2011, Committee for Medicinal Products for Human Use (CHMP). Available from: http://www.ema.europa.eu.

30. European Medicines Agency. Assessment report PROCYSBI, International non-proprietary name: mercaptamine, Procedure No. EMEA/H/C/002465, 27 June 2013, EMA/375807/2013, Committee for Medicinal Products for Human Use (CHMP). Available from: http://www.ema.europa.eu.

31. European Medicines Agency. Assessment report Revestive, International non-proprietary name: teduglutide, Procedure No.: EMEA/H/C/002345/, 7 August 2012, EMA/CHMP/525255/2012, Committee for Medicinal Products for Human Use (CHMP). Available from: http://www.ema.europa.eu.

32. European Medicines Agency. Assessment report Signifor, International non-proprietary name: pasireotide, Procedure No.: EMEA/H/C/002052, Committee for Medicinal Products for Human Use (CHMP)

Available from: http://www.ema.europa.eu.

33. European Medicines Agency. Assessment report SIRTURO, International non-proprietary name: bedaquiline, Procedure No. EMEA/H/C/002614/0000, 19 December 2013, EMA/CHMP/329898/2013, Committee for Medicinal Products for Human Use (CHMP). Available from: http://www.ema.europa.eu.

34. European Medicines Agency. Assessment report SYLVANT, International non-proprietary name: SILTUXIMAB, Procedure No.: EMEA/H/C/003708/0000, 20 March 2014, EMA/CHMP/258608/2014, Committee for Medicinal Products for Human Use (CHMP). Available from: http://www.ema.europa.eu.

35. European Medicines Agency. Assessment report TOBI Podhaler, International Nonproprietary Name: tobramycin, Procedure No. EMEA/H/C/002155, Committee for Medicinal Products for Human Use (CHMP)

Available from: http://www.ema.europa.eu.

36. European Medicines Agency. Assessment report Vimizim, International non-proprietary name: elosulfase alfa, Procedure No. EMEA/H/C/002779/0000, 20 February 2014, EMA/357933/2014, Committee for Medicinal Products for Human Use (CHMP). Available from: http://www.ema.europa.eu.

37. European Medicines Agency. Assessment report Votubia, International non-proprietary name: everolimus, Procedure No.: EMEA/H/C/002311//0000, 23 June 2011, EMA/646111/2011, Committee for Medicinal Products for Human Use (CHMP). Available from: http://www.ema.europa.eu.

38. European Medicines Agency. Assessment report Vyndaqel, International non-proprietary name: tafamidis meglumine, Procedure No.: EMEA/H/C/002294, 22 September 2011, EMA/729083/2011, Committee for Medicinal Products for Human Use (CHMP). Available from: http://www.ema.europa.eu.

39. European Medicines Agency. Assessment report Mercaptopurine Nova Laboratories, International non-proprietary name: mercaptopurine, Procedure No.: EMEA/H/C/002022, 21 July 2011, EMA/668488/2011, Committee for Medicinal Products for Human Use (CHMP). Available from: http://www.ema.europa.eu.

40. Gemeinsamer Bundesausschuss. Übersicht Nutzenbewertungen nach §35a SGB V Orphan drugs. [letzter Zugriff 23.07.2014]; Available from: www.g-ba.de.

41. Gemeinsamer Bundesausschuss. Nutzenbewertungsverfahren zum Wirkstoff Macitentan. Available from: www.g-ba.de.

42. Gemeinsamer Bundesausschuss. Nutzenbewertungsverfahren zum Wirkstoff Pomalidomid Available from: www.g-ba.de.

43. Gemeinsamer Bundesausschuss. Nutzenbewertungsverfahren zum Wirkstoff Ponatinib Available from: www.g-ba.de.

44. Gemeinsamer Bundesausschuss. Nutzenbewertungsverfahren zum Wirkstoff Bosutinib. Available from: www.g-ba.de.

45. Gemeinsamer Bundesausschuss. Nutzenbewertungsverfahren zum Wirkstoff Brentuximab Vedotin Available from: www.g-ba.de.

46. Gemeinsamer Bundesausschuss. Nutzenbewertungsverfahren zum Wirkstoff Decitabin. Available from: www.g-ba.de.

47. Gemeinsamer Bundesausschuss. Nutzenbewertungsverfahren zum Wirkstoff Ruxolitinib Available from: www.g-ba.de.

48. Gemeinsamer Bundesausschuss. Nutzenbewertungsverfahren zum Wirkstoff Ivacaftor. Available from: www.g-ba.de.

49. Gemeinsamer Bundesausschuss. Nutzenbewertungsverfahren zum Wirkstoff Pasireotid Available from: www.g-ba.de.

50. Gemeinsamer Bundesausschuss. Nutzenbewertungsverfahren zum Wirkstoff Tafamidis Meglumin Available from: www.g-ba.de.

51. Gemeinsamer Bundesausschuss. Nutzenbewertungsverfahren zum Wirkstoff Pirfenidon Available from: www.g-ba.de.

52. REGULATION (EC) No 141/2000 OF THE EUROPEAN PARLIAMENT AND OF THE COUNCIL of 16 December 1999.

53. European Medicines Agency Jordi Llinares. Orphan designation Key concepts and evaluation criteria, Workshop for Micro, Small and Medium-sized Enterprises 2011, Focus on scientific and regulatory advice. Available from: http://www.ema.europa.eu.

54. vfa. Zugelassene Orphan drugs. [Zugriff 02.08.2014]; Available from: www.vfa.de.

55. European Medicines Agency. Public summary of opinion on orphan designation [gly2]-recombinant human glucagon-like peptide for the treatment of short bowel syndrome, 12 November 2013, EMA/COMP/247424/2008 Rev.1, Committee for Orphan Medicinal Products. Available from: www.ema.europa.eu.

56. European Medicines Agency. Public summary of opinion on orphan designation Purified bromelain for the treatment of partial deep dermal and full thickness burns, EMA/COMP/1413/2002 Rev.4, Committee for Orphan Medicinal Products. Available from: www.ema.europa.eu.

57. European Medicines Agency. Public summary of opinion on orphan designation Tobramycin (inhalation powder) for the treatment of Pseudomonas aeruginosa lung infection in cystic fibrosis, 1 September 2011, EMA/COMP/4684/2003 Rev.2, Committee for Orphan Medicinal Products. Available from: www.ema.europa.eu.

58. European Medicines Agency. Public summary of opinion on orphan designation Cholic acid for the treatment of inborn errors in primary bile acid synthesis, 7 October 2013, EMA/COMP/2692/2002 Rev.2, Committee for Orphan Medicinal Products. Available from: www.ema.europa.eu.

59. European Medicines Agency. Public summary of opinion on orphan designation Adeno-associated viral vector expressing lipoprotein lipase for the treatment of lipoprotein lipase deficiency, 9 October 2013, EMA/COMP/83/2004 Rev.3, Committee for Orphan Medicinal Products. Available from: www.ema.europa.eu.

60. European Medicines Agency. Public summary of opinion on orphan designation Pirfenidone for the treatment of idiopathic pulmonary fibrosis, EMA/COMP/198295/2004 Rev.5, Committee for Orphan Medicinal Products. Available from: www.ema.europa.eu.

61. European Medicines Agency. Public summary of opinion on orphan designation Defibrotide for the treatment of hepatic veno-occlusive disease (VOD), 6 November 2013, EMA/COMP/313/2004 Rev.1, Committee for Orphan Medicinal Products. Available from: www.ema.europa.eu.

62. European Medicines Agency. Public summary of opinion on orphan designation (1R,2S) 6-bromo-alpha-[2-(dimethylamino)ethyl]-2-methoxy-alpha-(1-naphthyl)-beta-phenyl-3-quinolineethanol for the treatment of tuberculosis, 17 March 2014, EMA/COMP/247350/2005 Rev.4, Committee for Orphan Medicinal Products. Available from: www.ema.europa.eu.

63. European Medicines Agency. Public summary of opinion on orphan designation Mannitolum for the treatment of cystic fibrosis, EMA/COMP/318112/2005 Rev.4, Committee for Orphan Medicinal Products. Available from: www.ema.europa.eu.

64. European Medicines Agency. Public summary of opinion on orphan designation (E)-(1S,4S,10S,21R)-7-[(Z)-ethylidene]-4,21-diisopropyl-2-oxa-12,13-dithia-5,8,20,23-tetraazabicyclo[8.7.6]tricos-16-ene-3,6,9,19,22-pentone for the for the treatment of peripheral T-cell lymphoma (nodal, other extranodal and leukaemic/disseminated), 20 June 2011, EMA/COMP/317921/2005 Rev.3, Committee for Orphan Medicinal Products. Available from: www.ema.europa.eu.

65. European Medicines Agency. Public summary of opinion on orphan designation Hydrocortisone (modified release tablet) for the treatment of adrenal insufficiency, EMA/COMP/137594/2006 Rev.4, Committee for Orphan Medicinal Products. Available from: www.ema.europa.eu.

66. European Medicines Agency. Public summary of opinion on orphan designation Decitabine for the treatment of acute myeloid leukaemia, EMA/COMP/137787/2006 Rev.1, Committee for Orphan Medicinal Products. Available from: www.ema.europa.eu.

67. European Medicines Agency. Public summary of opinion on orphan designation Pralatrexate for the treatment of peripheral T-cell lymphoma (nodal, other extranodal and leukaemic/disseminated), 30 March 2011, EMA/COMP/107558/2007 Rev.2, Committee for Orphan Medicinal Products. Available from: www.ema.europa.eu.

68. European Medicine Agency. Public summary of opinion on orphan designation N-methyl D-(2,3,4,5,6-pentahydroxy-hexyl)-ammonium;2-(3,5-dichloro-phenyl)-benzoxazole-6-carboxylate for the treatment of familial amyloid polyneuropathy, EMA/COMP/186264/2008 Rev.3, Committee for Orphan Medicinal Products. Available from: www.ema.europa.eu.

69. European Medicine Agency. Public summary of opinion on orphan designation Methyl 4, 6-diamino-2-[1-(2-fluorobenzyl)-1H-pyrazolo [3, 4-b]pyridine-3-yl]-5-pyrimidinyl(methyl)carbamate for the treatment of pulmonary arterial hypertension including chronic thromboembolic pulmonary hypertension, 24 April 2014, EMA/COMP/35953/2008 Rev.3, Committee for Orphan Medicinal Products. Available from: www.ema.europa.eu.

70. European Medicines Agency. Public summary of opinion on orphan designation Chimeric-anti-interleukin 6 monoclonal antibody for the treatment of Castleman's disease, 26 June 2014, EMA/COMP/147287/2008 Rev.2, Committee for Orphan Medicinal Products. Available from: www.ema.europa.eu.

71. European Medicines Agency. Public summary of opinion on orphan designation N-(2,4-Di-tert-butyl-5-hydroxyphenyl)-1,4-dihydro-4-oxoquinoline-3-carboxamide for the treatment of cystic fibrosis, EMA/COMP/272429/2008 Rev.3, Committee for Orphan Medicinal Products. Available from: www.ema.europa.eu.

72. European Medicines Agency. Public summary of opinion on orphan designation (R)-2-Methyl-6-nitro-2-{4-[4-(4-trifluoromethoxyphenoxy)piperidin-1-yl]phenoxymethyl}-2,3-dihydroimidazo[2,1-b]oxazole for the treatment of tuberculosis, 4 June 2014, EMA/COMP/578275/2007 Rev.3, Committee for Orphan Medicinal Products. Available from: www.ema.europa.eu.

73. European Medicines Agency. Public summary of opinion on orphan designation Monoclonal antibody against human CD30 for the covalently linked to the cytotoxin monomethylauristatin E for the treatment of Hodgkin lymphoma, 13 November 2013, EMA/COMP/547302/2008 Rev.2, Committee for Orphan Medicinal Products. Available from: www.ema.europa.eu.

74. European Medicines Agency. Public summary of opinion on orphan designation (R)-3-(4-(7H-pyrrolo[2,3-d]pyrimidin-4-yl)-1H-pyrazol-1-yl)-3-cyclopentylpropanenitrile phosphate for the treatment of chronic idiopathic myelofibrosis, EMA/COMP/488810/2008 Rev.3, Committee for Orphan Medicinal Products. Available from: www.ema.europa.eu.

75. European Medicines Agency. Public summary of opinion on orphan designation Cyclopropane-1,1-dicarboxylic acid [4-(6,7-dimethoxy-quinolin-4-yloxy)-phenyl]-amide (4-fluoro-phenyl)-amide, (L)-malate salt for the treatment of medullary thyroid carcinoma, 24 April 2014, EMA/COMP/11538/2009 Rev.2, Committee for Orphan Medicinal Products. Available from: www.ema.europa.eu.

76. European Medicines Agency. Public summary of opinion on orphan designation Recombinant human N acetylgalactosamine 6 sulfatase for the treatment of mucopolysaccharidosis, type IVA (Morquio A syndrome), 30 June 2014, EMA/COMP/361236/2009 Rev.1, Committee for Orphan Medicinal Products. Available from: www.ema.europa.eu.

77. European Medicines Agency. Public summary of opinion on orphan designation Mercaptopurine (oral suspension) for the treatment of acute lymphoblastic leukaemia, EMA/COMP/157866/2009 Rev.1, Committee for Orphan Medicinal Products. Available from: www.ema.europa.eu.

78. European Medicines Agency. Public summary of opinion on orphan designation Pasireotide for the treatment of Cushing's disease, EMA/COMP/455317/2009 Rev.1, Committee for Orphan Medicinal Products. Available from: www.ema.europa.eu.

79. European Medicines Agency. Public summary of opinion on orphan designation Cholic acid for the treatment of inborn errors in primary bile acid synthesis responsive to treatment with cholic acid, 24 April 2014, EMA/COMP/590369/2009 Rev.2, Committee for Orphan Medicinal Products. Available from: www.ema.europa.eu.

80. European Medicines Agency. Public summary of opinion on orphan designation Benzamide, 3-(2-imidazo[1,2-b]pyridazin-3-ylethynyl)-4-methyl-N-[4-[(4-methyl-1-piperazinyl)methyl]-3-(trifluoromethyl)phenyl] for the treatment of chronic myeloid leukaemia, EMA/COMP/804530/2009 Rev.1, Committee for Orphan Medicinal Products. Available from: www.ema.europa.eu.

81. European Medicines Agency. Public summary of opinion on orphan designation Benzamide, 3-(2-imidazo[1,2-b]pyridazin-3-ylethynyl)-4-methyl-N-[4-[(4-methyl-1-piperazinyl)methyl]-3-(trifluoromethyl)phenyl] for the treatment of acute lymphoblastic leukaemia, EMA/COMP/804144/2009 Rev.1, Committee for Orphan Medicinal Products. Available from: www.ema.europa.eu.

82. European Medicines Agency. Public summary of opinion on orphan designation Bosutinib for the treatment of chronic myeloid leukaemia, EMA/COMP/327056/2010 Rev.2, Committee for Orphan Medicinal Products. Available from: www.ema.europa.eu.

83. European Medicines Agency. Public summary of opinion on orphan designation Taliglucerase alfa for the treatment of Gaucher disease, 4 March 2011, EMA/COMP/38662/2010 Rev.1, Committee for Orphan Medicinal Products. Available from: www.ema.europa.eu.

84. European Medicines Agency. Public summary of opinion on orphan designation Cysteamine bitartrate (gastroresistant) for the treatment of cystinosis, 7 October 2013, EMA/COMP/405606/2010 Rev.1, Committee for Orphan Medicinal Products. Available from: www.ema.europa.eu.

85. European Medicines Agency. Public summary of opinion on orphan designation Everolimus for the treatment of tuberous sclerosis, EMA/COMP/306721/2010 Rev.2, Committee for Orphan Medicinal Products. Available from: www.ema.europa.eu.

86. European Medicines Agency. Public summary of opinion on orphan designation Macitentan for the treatment of pulmonary arterial hypertension, 17 March 2014, EMA/COMP/635474/2011 Rev.1, Committee for Orphan Medicinal Products. Available from: www.ema.europa.eu.

87. European Medicines Agency. Public summary of opinion on orphan designation Para-aminosalicylic acid for the treatment of tuberculosis, 4 June 2014, EMA/COMP/671320/2010 Rev.3, Committee for Orphan Medicinal Products. Available from: www.ema.europa.eu.

88. REGULATION (EC) No 726/2004 OF THE EUROPEAN PARLIAMENT AND OF THE COUNCIL of 31 March 2004.

89. Häussler B, Preuß KJ. Seltene Helden; Orphan Drugs in Deutschland: Fachverlag Verlagsgruppe Handelsblatt; 2013.

90. European Medicine Agency. User guide for micro, small and medium-sized enterprises; 31 January 2013. Available from: http://www.ema.europa.eu.

91. Kern B, Müller T. Erfahrungen mit der frühen Nutzenbewertung aus Sicht des G-BA. In: Rebscher H, Kaufmann S, editors. Qualitätsmanagement in Gesundheitssystemen: Deutsch-Schweizerische Gesellschaft für Gesundheitspolitik; medhochzwei; 2011.

92. Bundesministerium der Justiz und für Verbraucherschutz. § 130b Vereinbarungen zwischen dem Spitzenverband Bund der Krankenkassen und pharmazeutischen Unternehmern über Erstattungsbeträge für Arzneimittel; Einzelnorm. Available from: http://www.gesetze-im-internet.de/sgb_5/__130b.html.

93. Bundesministerium für Gesundheit. Preismoratorium für Arzneimittel; Presseerklärung vom 14.03.2014. Available from: http://www.bmg.bund.de.

94. Bundesministerium der Justiz und für Verbraucherschutz. § 130a Rabatte der pharmazeutischen Unternehmer; Einzelnorm. Available from: http://www.gesetze-im-internet.de/sgb_5/__130a.html.

95. Bundesministerium für Gesundheit. 14. Gesetz zur Änderung des SGB V tritt am 1. April 2014 in Kraft; Presseerklärung vom 01.04.2014. Available from: http://www.bmg.bund.de.

96. GKV-Spitzenverband und Verbände der pharmazeutischen Unternehmer. Rahmenvereinbarung nach §130b Abs.9 SGB V 2012.

97. Schulte G. Letzte Ausfahrt AMNOG-Schiedsstelle. IMPLICONplus – Gesundheitspolitische Analysen –. (05/2013).

98. Zipperer M. Aufgaben und Erfahrungen der Schiedsstelle nach §130b SGBV; Vortrag anlässlich des DAV-Wirtschaftsforums am 7.5.2014 in Berlin.

99. Lauer-Fischer. Apothekennotdienstsicherstellungsgesetz (ANSG) 64, Lauer-Fischer Wiki. Available from: http://wiki.lauer-fischer.de/index.php/Apothekennotdienstsicherstellungsgesetz_(ANSG)_64.

100. Lauer-Fischer. WEBAPO Infosystem. Available from: https://www.lauer-fischer.de.

101. Windeler J, Koch K, Lange S, Ludwig W-D. Zu guter Letzt ist alles selten. Deutsches Ärzteblatt. 22. Oktober 2010 Jg. 107(Heft 42).

102. FDA U.S. Food and Drug Administration. Orphan Drug Designations and Approvals: Crizotinib. Available from: http://www.accessdata.fda.gov/scripts/opdlisting/oopd/OOPD_Results_2.cfm?Index_Number=310610.

103. European Medicines Agency. Assessment report XALKORI, International non-proprietary name: crizotinib, Procedure No. EMEA/H/C/002489, 19 July 2012, EMA/CHMP/497137/2012, Committee for Medicinal Products for Human Use (CHMP). Available from: http://www.ema.europa.eu.

104. 10. IGES Innovationskongress, Seltene Helden? Orphan Drugs und Seltene Erkrankungen in Deutschland, 17. Oktober 2013, Berlin.

105. Onkopharm Arzneimittel GmbH. Fachinformation AMÉTYCINE; Stand Mai 2012. Available from: www.fachinfo.de.

106. TEVA GmbH. Fachinformation ETO-GRY; Stand Dezember 2011. Available from: www.fachinfo.de.

107. Deutscher Ethikrat. Personalisierte Medizin – der Patient als Nutznießer oder Opfer?; Jahrestagung vom 24. Mai 2012.

108. IQWIG. [MB13-01] Bewertung und Auswertung von Studien bei seltenen Erkrankungen - Rapid Report 2014 [cited 2014 Sept 20]. Available from: https://www.iqwig.de/de/projekte-ergebnisse/projekte/medizinische-biometrie/mb13-01-bewertung-und-auswertung-von-studien-bei-seltenen-erkrankungen-rapid-report.3685.html?&et_cid=4&et_lid=%25208#overview.

109. Joppi R, Bertele V, Garattini S. Orphan drugs, orphan diseases. The first decade of orphan drug legislation in the EU. Eur J Clin Pharmacol. 2013 Apr;69(4):1009-24.

110. Joppi R, Bertele V, Garattini S. Orphan drug development is not taking off. Br J Clin Pharmacol. 2009 May;67(5):494-502.

111. Mitsumoto J, Dorsey ER, Beck CA, Kieburtz K, Griggs RC. Pivotal studies of orphan drugs approved for neurological diseases. Ann Neurol. 2009 Aug;66(2):184-90.

112. Kesselheim AS, Myers JA, Avorn J. Characteristics of clinical trials to support approval of orphan vs nonorphan drugs for cancer. JAMA. 2011 Jun 8;305(22):2320-6.

113. Orfali M, Feldman L, Bhattacharjee V, Harkins P, Kadam S, Lo C, et al. Raising orphans: how clinical development programs of drugs for rare and common diseases are different. Clin Pharmacol Ther. 2012 Aug;92(2):262-4.

114. statista Statistik-Portal. USA: Gesamtbevölkerung von 2004 bis 2014. Available from: http://de.statista.com/.

115. statista Statistik-Portal. Europäische Union & Euro-Zone: Gesamtbevölkerung von 2004 bis 2014. Available from: http://de.statista.com/.

116. Dupont AG, Van Wilder PB. Access to orphan drugs despite poor quality of clinical evidence. Br J Clin Pharmacol. 2011 Apr;71(4):488-96.

SCHRIFTENREIHE MASTERSTUDIENGANG CONSUMER HEALTH CARE

herausgegeben von Prof. Dr. Marion Schaefer

ISSN 1869-6627

1   *Lena Harmann*
     Patienteninformation und Shared Decision Making im Lichte des
     Publikumswerbeverbotes für verschreibungspflichtige Arzneimittel
     ISBN 978-3-8382-0056-9

2   *Janna K. Schweim*
     Untersuchungen zum Arzneimittelversandhandel aus Verbrauchersicht
     ISBN 978-3-8382-0071-2

3   *Ansgar Muhle*
     Deutsche Gesundheitsportale im Netz
     Kritische Einschätzung anhand der gängigen Qualitätssiegel
     ISBN 978-3-8382-0086-6

4   *Elizabeth Storz*
     Psychopharmakamarkt in Deutschland
     Eine Untersuchung zu den Strukturveränderungen
     durch das Arzneiversorgungs-Wirtschaftlichkeitsgesetz (AVWG)
     ISBN 978-3-8382-0109-2

5   *Ursula Sellerberg*
     Heilpflanzen-Datenbanken im Internet
     Eine kritische Untersuchung anhand verbraucherrelevanter Kriterien
     ISBN 978-3-8382-0092-7

6   *Rüdiger Kolbeck*
     Arzneimittelfälschungen auf globaler und nationaler Ebene
     Eine Studie über das Problembewusstsein bei Patienten und Experten
     ISBN 978-3-8382-0155-9

7   *Silke Lauterbach*
     Das diabetische Fußsyndrom
     Ein Ratgeber zur Identifizierung von Risikopatienten in der Apotheke
     ISBN 978-3-8382-0182-5

8   *Judith Rommerskirchen*
     Die Arzneimittelrabattverträge der gesetzlichen Krankenversicherungen
     Eine Studie über Probleme bei ihrer Umsetzung an der Schnittstelle von Arzt und Apotheker
     ISBN 978-3-8382-0253-2

Sie haben die Wahl:

Bestellen Sie die *Schriftenreihe Masterstudiengang Consumer Health Care* **einzeln** oder im **Abonnement**

per E-Mail: vertrieb@ibidem-verlag.de | per Fax (0511/262 2201)
als Brief (*ibidem*-Verlag | Leuschnerstr. 40 | 30457 Hannover)

Bestellformular

☐ Ich abonniere die *Schriftenreihe Masterstudiengang Consumer Health Care* ab Band # ____

☐ Ich bestelle die folgenden Bände der *Schriftenreihe Masterstudiengang Consumer Health Care*

____; ____; ____; ____; ____; ____; ____; ____; ____; ____

Lieferanschrift:

Vorname, Name ....

Anschrift ....

E-Mail.. | Tel.:...............................

Datum .... | Unterschrift...........................

Ihre Abonnement-Vorteile im Überblick:

• Sie erhalten jedes Buch der Schriftenreihe pünktlich zum Erscheinungstermin – immer aktuell, ohne weitere Bestellung durch Sie.

• Das Abonnement ist jederzeit kündbar.

• Die Lieferung ist innerhalb Deutschlands versandkostenfrei.

• Bei Nichtgefallen können Sie jedes Buch innerhalb von 14 Tagen an uns zurücksenden.

ibidem-Verlag

Melchiorstr. 15

D-70439 Stuttgart

info@ibidem-verlag.de

www.ibidem-verlag.de
www.ibidem.eu
www.edition-noema.de
www.autorenbetreuung.de

www.ingramcontent.com/pod-product-compliance
Lightning Source LLC
Chambersburg PA
CBHW061832220326
41599CB00027B/5262